U0134372

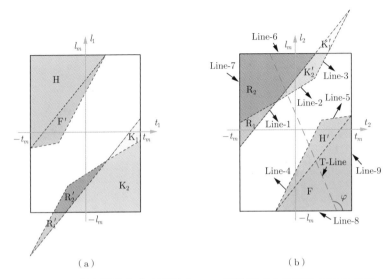

图 3.3 两段直线分布式光源静态 CT 扫描模式中投影数据冗余分析

（a）第一段扫描投影图；（b）第二段扫描投影图

注：在第一段扫描投影图中，区域 H、K_1、K_2 为冗余数据区域，在第二段扫描投影图中，区域 F、R_1、R_2 为冗余数据区域。两段投影之间存在相互重叠，冗余区域 H、K_1、K_2、F、R_1、R_2 分别和区域 H′、K_1'、K_2'、F′、R_1'、R_2' 相互重叠。将区域 K_1 和 K_2 的组合记为 K，区域 R_1 和 R_2 的组合记为 R，区域 K_1' 和 K_2' 的组合记为 K′，区域 R_1' 和 R_2' 的组合记为 R′。

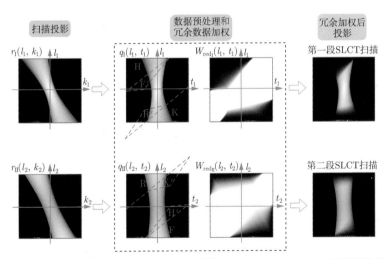

图 3.5 两段直线分布式光源静态 CT 扫描模式下 Shepp-Logan 头模型的投影数据处理流程

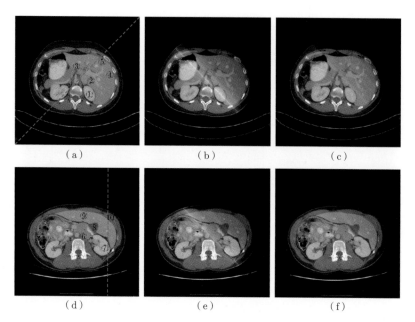

图 4.13　验证集上 dual-SLCT 有限角度扫描投影的图像重建结果

图像大小：512 × 512 像素，像素尺寸：0.36 mm × 0.36 mm，显示灰度窗：[−180, 430] HU。第
　　一行、第二行分别对应验证集上两个不同的样本。

(a) 和 (d) 是真值图像；(b) 和 (e) 是 Linogram 解析重建方法对应的重建图像；(c) 和 (f) 是权重参
　　数训练后的 Linogram-Net 输出的重建图像

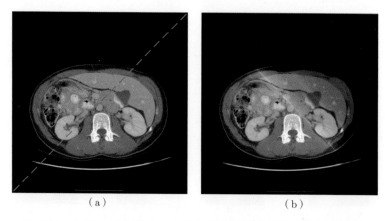

图 4.16　fold-5 验证集上一个样本的真值图像和不同方法重建结果

(a) 真值图像；(b)、(c)、(d) 和 (e) 分别是 Linogram 解析重建方法、Linogram-Net 网络、U-Net
　网络和 Linogram-Net-V2 网络对应的重建图像；(f) 重建图像剖面线，剖面线具体位置如 (a)
　　　　　　　　　　　　　　　中的虚线所示

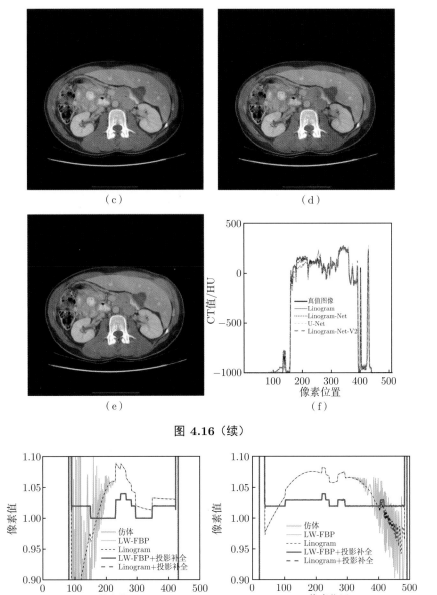

图 4.16（续）

图 5.11　Shepp-Logan 头模型离散图像（仿体）和其对应的 dual-SLCT 扫描重
建图像的剖面线

（a）水平剖面线，剖面线具体位置如图 5.10（c）中水平虚线所示；（b）竖直剖面线，剖面线具体位置
如图 5.10（c）中竖直虚线所示

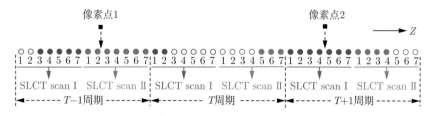

图 5.16 为待重建像素点选取对应扫描光源的示例

注：随着扫描周期的增加，在以扫描物体为中心的坐标系中，同一个扫描光源对应的 Z 轴坐标不断增大，选取与待重建像素点在 Z 方向上距离最近的扫描光源对应的扫描数据来组成最终的用于图像重建的两段 SLCT 投影数据。

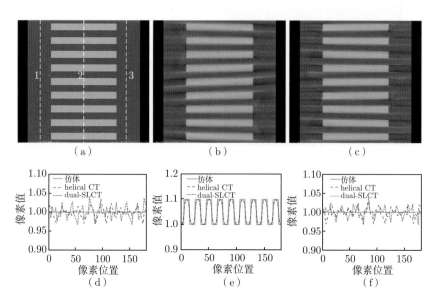

图 5.18 仿体 2 的纵向切片重建结果

图像大小：180×200 像素，像素尺寸：$0.625 \text{ mm} \times 0.625 \text{ mm}$，显示灰度窗：[0.9, 1.2]。（a）仿体的真值图像；（b）helical CT 三维扫描对应的 PI-Original 方法重建图像；（c）dual-SLCT 三维扫描对应的 TSLAR 方法重建图像；（d）、（e）和（f）是真值图像（仿体）、helical CT 三维扫描重建图像和 dual-SLCT 三维扫描重建图像的剖面线，分别沿着（a）中的竖直线 1、2 和 3

清华大学优秀博士学位论文丛书

新型静态CT成像理论与重建算法研究

张涛 (Zhang Tao) 著

Research on Imaging Theory
and Reconstruction Algorithm of the Novel Stationary CT

清华大学出版社
北京

内 容 简 介

直线分布式光源静态 CT 通过多光源高速交替出束实现投影数据的采集，避免了机架的旋转，在提高 CT 扫描成像速度方面有着很大的优势，有望实现 CT 研究领域的重大突破。该新型静态 CT 的投影数据具有特殊性，亟须成像理论、算法的创新。本书围绕直线分布式光源静态 CT 展开研究，建立了该新型静态 CT 的成像理论，并提出了一套较为完整的图像重建算法方案，包括解析重建方法以及基于先验知识的图像重建神经网络，此外还研究了图像重建优化策略来拓展图像重建方法的灵活性和适用范围。

本书的研究成果为直线分布式光源静态 CT 的应用与发展提供了理论基础和方法指导，对于静态 CT 领域的研究者、从业者有着一定程度的启发和借鉴意义。

图书在版编目（CIP）数据

新型静态 CT 成像理论与重建算法研究/张涛著.—北京：清华大学出版社，2023.5
（清华大学优秀博士学位论文丛书）
ISBN 978-7-302-62737-1

Ⅰ.①新… Ⅱ.①张… Ⅲ.①计算机 X 线扫描体层摄影-算法-研究 Ⅳ.①R814.42

中国国家版本馆 CIP 数据核字（2023）第 027737 号

责任编辑：戚　亚
封面设计：傅瑞学
责任校对：王淑云
责任印制：朱雨萌

出版发行：清华大学出版社
　　　　　网　　址：http://www.tup.com.cn，http://www.wqbook.com
　　　　　地　　址：北京清华大学学研大厦 A 座　　　邮　　编：100084
　　　　　社 总 机：010-83470000　　　　　　　　邮　　购：010-62786544
　　　　　投稿与读者服务：010-62776969，c-service@tup.tsinghua.edu.cn
　　　　　质量反馈：010-62772015，zhiliang@tup.tsinghua.edu.cn
印 装 者：三河市东方印刷有限公司
经　　销：全国新华书店
开　　本：155mm×235mm　　印 张：11.25　　插　页：2　　字　数：176 千字
版　　次：2023 年 5 月第 1 版　　　　　　　印　次：2023 年 5 月第 1 次印刷
定　　价：89.00 元

产品编号：096655-01

一流博士生教育
体现一流大学人才培养的高度（代<u>丛书序</u>）①

人才培养是大学的根本任务。只有培养出一流人才的高校，才能够成为世界一流大学。本科教育是培养一流人才最重要的基础，是一流大学的底色，体现了学校的传统和特色。博士生教育是学历教育的最高层次，体现出一所大学人才培养的高度，代表着一个国家的人才培养水平。清华大学正在全面推进综合改革，深化教育教学改革，探索建立完善的博士生选拔培养机制，不断提升博士生培养质量。

学术精神的培养是博士生教育的根本

学术精神是大学精神的重要组成部分，是学者与学术群体在学术活动中坚守的价值准则。大学对学术精神的追求，反映了一所大学对学术的重视、对真理的热爱和对功利性目标的摒弃。博士生教育要培养有志于追求学术的人，其根本在于学术精神的培养。

无论古今中外，博士这一称号都和学问、学术紧密联系在一起，和知识探索密切相关。我国的博士一词起源于 2000 多年前的战国时期，是一种学官名。博士任职者负责保管文献档案、编撰著述，须知识渊博并负有传授学问的职责。东汉学者应劭在《汉官仪》中写道："博者，通博古今；士者，辩于然否。"后来，人们逐渐把精通某种职业的专门人才称为博士。博士作为一种学位，最早产生于 12 世纪，最初它是加入教师行会的一种资格证书。19 世纪初，德国柏林大学成立，其哲学院取代了以往神学院在大学中的地位，在大学发展的历史上首次产生了由哲学院授予的哲学博士学位，并赋予了哲学博士深层次的教育内涵，即推崇学术自由、创造新知识。哲学博士的设立标志着现代博士生教育的开端，博士则被定义为

---

① 本文首发于《光明日报》，2017 年 12 月 5 日。

独立从事学术研究、具备创造新知识能力的人，是学术精神的传承者和光大者。

博士生学习期间是培养学术精神最重要的阶段。博士生需要接受严谨的学术训练，开展深入的学术研究，并通过发表学术论文、参与学术活动及博士论文答辩等环节，证明自身的学术能力。更重要的是，博士生要培养学术志趣，把对学术的热爱融入生命之中，把捍卫真理作为毕生的追求。博士生更要学会如何面对干扰和诱惑，远离功利，保持安静、从容的心态。学术精神，特别是其中所蕴含的科学理性精神、学术奉献精神，不仅对博士生未来的学术事业至关重要，对博士生一生的发展都大有裨益。

独创性和批判性思维是博士生最重要的素质

博士生需要具备很多素质，包括逻辑推理、言语表达、沟通协作等，但是最重要的素质是独创性和批判性思维。

学术重视传承，但更看重突破和创新。博士生作为学术事业的后备力量，要立志于追求独创性。独创意味着独立和创造，没有独立精神，往往很难产生创造性的成果。1929 年 6 月 3 日，在清华大学国学院导师王国维逝世二周年之际，国学院师生为纪念这位杰出的学者，募款修造"海宁王静安先生纪念碑"，同为国学院导师的陈寅恪先生撰写了碑铭，其中写道："先生之著述，或有时而不章；先生之学说，或有时而可商；惟此独立之精神，自由之思想，历千万祀，与天壤而同久，共三光而永光。"这是对于一位学者的极高评价。中国著名的史学家、文学家司马迁所讲的"究天人之际，通古今之变，成一家之言"也是强调要在古今贯通中形成自己独立的见解，并努力达到新的高度。博士生应该以"独立之精神、自由之思想"来要求自己，不断创造新的学术成果。

诺贝尔物理学奖获得者杨振宁先生曾在 20 世纪 80 年代初对到访纽约州立大学石溪分校的 90 多名中国学生、学者提出："独创性是科学工作者最重要的素质。"杨先生主张做研究的人一定要有独创的精神、独到的见解和独立研究的能力。在科技如此发达的今天，学术上的独创性变得越来越难，也愈加珍贵和重要。博士生要树立敢为天下先的志向，在独创性上下功夫，勇于挑战最前沿的科学问题。

批判性思维是一种遵循逻辑规则、不断质疑和反省的思维方式，具有批判性思维的人勇于挑战自己，敢于挑战权威。批判性思维的缺乏往往被认为是中国学生特有的弱项，也是我们在博士生培养方面存在的一个普遍问题。2001 年，美国卡内基基金会开展了一项"卡内基博士生教育创新计划"，针对博士生教育进行调研，并发布了研究报告。该报告指出：在美国和欧洲，培养学生保持批判而质疑的眼光看待自己、同行和导师的观点同样非常不容易，批判性思维的培养必须成为博士生培养项目的组成部分。

对于博士生而言，批判性思维的养成要从如何面对权威开始。为了鼓励学生质疑学术权威、挑战现有学术范式，培养学生的挑战精神和创新能力，清华大学在 2013 年发起"巅峰对话"，由学生自主邀请各学科领域具有国际影响力的学术大师与清华学生同台对话。该活动迄今已经举办了 21 期，先后邀请 17 位诺贝尔奖、3 位图灵奖、1 位菲尔兹奖获得者参与对话。诺贝尔化学奖得主巴里·夏普莱斯（Barry Sharpless）在 2013 年 11 月来清华参加"巅峰对话"时，对于清华学生的质疑精神印象深刻。他在接受媒体采访时谈道："清华的学生无所畏惧，请原谅我的措辞，但他们真的很有胆量。"这是我听到的对清华学生的最高评价，博士生就应该具备这样的勇气和能力。培养批判性思维更难的一层是要有勇气不断否定自己，有一种不断超越自己的精神。爱因斯坦说："在真理的认识方面，任何以权威自居的人，必将在上帝的嬉笑中垮台。"这句名言应该成为每一位从事学术研究的博士生的箴言。

提高博士生培养质量有赖于构建全方位的博士生教育体系

一流的博士生教育要有一流的教育理念，需要构建全方位的教育体系，把教育理念落实到博士生培养的各个环节中。

在博士生选拔方面，不能简单按考分录取，而是要侧重评价学术志趣和创新潜力。知识结构固然重要，但学术志趣和创新潜力更关键，考分不能完全反映学生的学术潜质。清华大学在经过多年试点探索的基础上，于 2016 年开始全面实行博士生招生"申请–审核"制，从原来的按照考试分数招收博士生，转变为按科研创新能力、专业学术潜质招收，并给予院系、学科、导师更大的自主权。《清华大学"申请–审核"制实施办法》明晰了导师和院系在考核、遴选和推荐上的权力和职责，同时确定了规范的流程及监管要求。

在博士生指导教师资格确认方面，不能论资排辈，要更看重教师的学术活力及研究工作的前沿性。博士生教育质量的提升关键在于教师，要让更多、更优秀的教师参与到博士生教育中来。清华大学从 2009 年开始探索将博士生导师评定权下放到各学位评定分委员会，允许评聘一部分优秀副教授担任博士生导师。近年来，学校在推进教师人事制度改革过程中，明确教研系列助理教授可以独立指导博士生，让富有创造活力的青年教师指导优秀的青年学生，师生相互促进、共同成长。

在促进博士生交流方面，要努力突破学科领域的界限，注重搭建跨学科的平台。跨学科交流是激发博士生学术创造力的重要途径，博士生要努力提升在交叉学科领域开展科研工作的能力。清华大学于 2014 年创办了"微沙龙"平台，同学们可以通过微信平台随时发布学术话题，寻觅学术伙伴。3 年来，博士生参与和发起"微沙龙"12 000 多场，参与博士生达 38 000 多人次。"微沙龙"促进了不同学科学生之间的思想碰撞，激发了同学们的学术志趣。清华于 2002 年创办了博士生论坛，论坛由同学自己组织，师生共同参与。博士生论坛持续举办了 500 期，开展了 18 000 多场学术报告，切实起到了师生互动、教学相长、学科交融、促进交流的作用。学校积极资助博士生到世界一流大学开展交流与合作研究，超过 60% 的博士生有海外访学经历。清华于 2011 年设立了发展中国家博士生项目，鼓励学生到发展中国家亲身体验和调研，在全球化背景下研究发展中国家的各类问题。

在博士学位评定方面，权力要进一步下放，学术判断应该由各领域的学者来负责。院系二级学术单位应该在评定博士论文水平上拥有更多的权力，也应担负更多的责任。清华大学从 2015 年开始把学位论文的评审职责授权给各学位评定分委员会，学位论文质量和学位评审过程主要由各学位分委员会进行把关，校学位委员会负责学位管理整体工作，负责制度建设和争议事项处理。

全面提高人才培养能力是建设世界一流大学的核心。博士生培养质量的提升是大学办学质量提升的重要标志。我们要高度重视、充分发挥博士生教育的战略性、引领性作用，面向世界、勇于进取，树立自信、保持特色，不断推动一流大学的人才培养迈向新的高度。

邱勇

清华大学校长

2017 年 12 月 5 日

丛书序二

以学术型人才培养为主的博士生教育，肩负着培养具有国际竞争力的高层次学术创新人才的重任，是国家发展战略的重要组成部分，是清华大学人才培养的重中之重。

作为首批设立研究生院的高校，清华大学自 20 世纪 80 年代初开始，立足国家和社会需要，结合校内实际情况，不断推动博士生教育改革。为了提供适宜博士生成长的学术环境，我校一方面不断地营造浓厚的学术氛围，一方面大力推动培养模式创新探索。我校从多年前就已开始运行一系列博士生培养专项基金和特色项目，激励博士生潜心学术、锐意创新，拓宽博士生的国际视野，倡导跨学科研究与交流，不断提升博士生培养质量。

博士生是最具创造力的学术研究新生力量，思维活跃，求真求实。他们在导师的指导下进入本领域研究前沿，吸取本领域最新的研究成果，拓宽人类的认知边界，不断取得创新性成果。这套优秀博士学位论文丛书，不仅是我校博士生研究工作前沿成果的体现，也是我校博士生学术精神传承和光大的体现。

这套丛书的每一篇论文均来自学校新近每年评选的校级优秀博士学位论文。为了鼓励创新，激励优秀的博士生脱颖而出，同时激励导师悉心指导，我校评选校级优秀博士学位论文已有 20 多年。评选出的优秀博士学位论文代表了我校各学科最优秀的博士学位论文的水平。为了传播优秀的博士学位论文成果，更好地推动学术交流与学科建设，促进博士生未来发展和成长，清华大学研究生院与清华大学出版社合作出版这些优秀的博士学位论文。

感谢清华大学出版社，悉心地为每位作者提供专业、细致的写作和出版指导，使这些博士论文以专著方式呈现在读者面前，促进了这些最新的优秀研究成果的快速广泛传播。相信本套丛书的出版可以为国内外各相关领域或交叉领域的在读研究生和科研人员提供有益的参考，为相关学科领域的发展和优秀科研成果的转化起到积极的推动作用。

　　感谢丛书作者的导师们。这些优秀的博士学位论文，从选题、研究到成文，离不开导师的精心指导。我校优秀的师生导学传统，成就了一项项优秀的研究成果，成就了一大批青年学者，也成就了清华的学术研究。感谢导师们为每篇论文精心撰写序言，帮助读者更好地理解论文。

　　感谢丛书的作者们。他们优秀的学术成果，连同鲜活的思想、创新的精神、严谨的学风，都为致力于学术研究的后来者树立了榜样。他们本着精益求精的精神，对论文进行了细致的修改完善，使之在具备科学性、前沿性的同时，更具系统性和可读性。

　　这套丛书涵盖清华众多学科，从论文的选题能够感受到作者们积极参与国家重大战略、社会发展问题、新兴产业创新等的研究热情，能够感受到作者们的国际视野和人文情怀。相信这些年轻作者们勇于承担学术创新重任的社会责任感能够感染和带动越来越多的博士生，将论文书写在祖国的大地上。

　　祝愿丛书的作者们、读者们和所有从事学术研究的同行们在未来的道路上坚持梦想，百折不挠！在服务国家、奉献社会和造福人类的事业中不断创新，做新时代的引领者。

　　相信每一位读者在阅读这一本本学术著作的时候，在吸取学术创新成果、享受学术之美的同时，能够将其中所蕴含的科学理性精神和学术奉献精神传播和发扬出去。

清华大学研究生院院长

2018 年 1 月 5 日

导师序言

计算机断层成像（computed tomography, CT）是一种重要的、应用广泛的无损检测成像技术。传统 X 射线 CT 成像扫描方式以圆和螺旋标准轨迹为主，比较适用于常规的人体检查及普通工业应用，经过多年蓬勃发展，其相关基础成像理论和常规重建方法相对比较成熟。在个性化、专科化精准医学诊疗与工业安检中特殊应用需求的巨大推动作用下，学术界和工业界对非标准轨迹 CT 扫描成像一直怀有极大热情，持续开展相关理论研究与应用探索，也取得了丰硕成果。直线段非标准轨迹 CT 便是极具代表性的成功典范。由于旋转极其困难，如何实现超大物体的精准快速 CT 成像一直是一个尚未很好解决的科学难题。

本书作者所在的清华大学课题组，在非标准轨迹 CT 扫描成像的多年研究基础上，结合日趋成熟的 X 射线源技术，提出了基于直线分布式光源的新型静态 CT。该新型静态 CT 通过多光源高速交替出束实现 CT 投影数据的采集，避免了 CT 机架的旋转，在提高 CT 扫描成像速度、简化系统设计等方面有着很大的优势，有望成为 CT 研究领域的重大突破。

基于直线分布式光源的新型静态 CT 系统采用非标准扫描轨迹成像，投影数据的采样具有特殊性，需研究独特的重建方法，亟须突破现有成像理论实现成像算法的创新。本书针对直线分布式光源静态 CT 的成像理论、重建算法和成像优化策略等关键问题展开了深入研究，具有重要的科学意义和应用价值。本书建立了基于直线分布式光源静态 CT 的成像理论框架，提出了包括直接滤波反投影重建方法和直接傅里叶重建方法在内的图像重建方案，创新性地将 Linogram 解析重建理论与人工神经网络有机结合，构建了一个端到端、数据驱动式、参数可学习的先验知识引导 Linogram 重建神经网络，并研究了成像优化策略来增加重建方法的灵活性，拓展了其适用范围。

　　本书的研究成果为直线分布式光源静态 CT 的研究和应用提供了理论基础与方法指导，为其进一步发展提供了技术支撑。

陈志强

清华大学工程物理系

2022 年 4 月 18 日

摘　要

　　直线分布式光源 CT 是近年来快速发展起来的新型断层扫描成像方式，它通过多光源高速交替出束实现 CT 投影数据的采集，避免了 CT 机架的旋转，这种新型静态 CT 在提高 CT 扫描成像速度、简化系统设计等方面有着很大的优势，有望成为 CT 研究领域的重大突破。本书围绕基于直线分布式光源的新型静态 CT，在成像理论、重建算法和成像优化策略等方面展开研究工作。

　　基于直线分布式光源的新型静态 CT 成像是一种重要的非标准扫描轨迹成像，其投影数据采样具有特殊性，且一直缺少高效的解析重建方法，亟须突破现有成像理论实现关键技术创新。在对该新型静态 CT 扫描模式进行数学建模和深入分析的基础上，本书创新地引入了投影几何加权和物体变形，推导出了直线分布式光源静态 CT 的傅里叶切片定理，从而建立了该新型静态 CT 投影数据和被扫描物体在频域空间中的映射关系，并奠定了其图像重建的理论基础，这对于投影数据采样形式的理解与分析、系统的设计与优化有着重要的指导意义。

　　在重建算法方面：本书提出了直接滤波反投影重建方法和冗余数据处理权重策略，实现了投影数据的最大化利用。与传统重排平行束方法相比，新方法能保持更高的空间分辨率且对于截断投影的敏感性较低；进一步，利用几何加权投影是变形物体的 Linogram 采样这一重要性质，本书推导和发展了基于 Linogram 的直接傅里叶重建方法，它和滤波反投影重建方法相比，具有运行速度快的优势。为了将神经网络强大的学习能力迁移到图像重建任务中来，本书通过数学建模将 Linogram 解析重建理论作为先验知识引入神经网络的设计中，建立了一个端到端、数据驱动式、参数可学习的 Linogram 重建神经网络（Linogram-Net），它可以通过网络的训练来减少有限角度重建伪影并提高重建图像的质量。

在成像优化策略方面：为了改善投影截断问题对于滤波反投影重建方法和 Linogram 解析重建方法的限制，提出了截断投影补全策略，该策略可以抑制截断伪影并进一步扩大重建 ROI 的尺寸；为了实现三维扫描成像，提出了倾斜直线扫描模式，并进一步建立了对应的三维重建算法。以上的成像优化策略对于增加重建方法的灵活性并拓展其适用范围有着重要意义。

本书的研究成果为直线分布式光源静态 CT 的发展和应用提供了算法基础和技术支撑。数值仿真实验和实际系统实验均验证了本书提出的理论和方法的有效性。

关键词：静态 CT；多光源；直线轨迹 CT；图像重建；神经网络

Abstract

The CT with linearly distributed sources is a new architecture of computed tomography developed rapidly in the recent years, in which the projection data is acquired through the sequential firing of multiple X-ray sources in an ultra-fast manner. Without the gantry rotation, such a new concept of stationary CT has great advantages in improving the speed of CT scans and simplifying the system design, which will make a breakthrough in the research field of CT. This book focuses on the novel stationary CT with linearly distributed sources, in which imaging theory, reconstruction algorithms and imaging optimization strategies will be investigated and included.

The novel stationary CT with linearly distributed sources involves important non-standard scanning trajectory and special projection sampling, for which there are no effective analytic reconstruction methods. Therefore, it's urgent to break through the existing imaging theory and make innovation of key technologies. Based on the mathematical modeling and in-depth analysis of the novel stationary CT with linearly distributed sources, geometry weighting of projection and deformation of object are introduced. The Fourier slice theorem of the stationary CT with linearly distributed sources is derived, and the mapping relation between the projection data and scanned object is then established in the Fourier space. The theorem provides a sound theoretical basis for the image reconstruction algorithms, and it's of great significance for understanding and analysis of projection data sampling as well as design and optimization of the system.

In the aspect of reconstruction algorithms: This book proposes a direct fileted back projection (FBP) reconstruction method, and presents a weighting strategy to deal with the redundancy problems which can maximize the usage of projection data. Compared with the rebinning-to-parallel-beam algorithm, the proposed FBP method can obtain a higher spatial resolution, and is less sensitive to truncated projection data. In addition, based on the important property that the geometry weighted projection is the linogram sampling of the deformed object, this book derives and develops a Linogram reconstruction method which is a direct Fourier reconstruction method. The Linogram method is faster than the FBP method. In order to transfer the powerful learning ability of neural network to the task of image reconstruction, through mathematical modeling, the Linogram reconstruction theory is introduced into the design of neural network as prior knowledge. As a result, the end-to-end, data-driven and parameter-learnable Linogram reconstruction neural network (Linogram-Net) is established in this book, which can suppress the artifacts and improve the image quality for the limited-angel reconstruction through the network training.

In the aspect of imaging optimization strategies: To reduce the adverse effect of the truncated projection on the FBP and Linogram reconstruction methods, a completion strategy for truncated projection is proposed in this book, which can alleviate the truncation artifacts and expand the reconstruction ROI; To achieve 3D scanning and imaging, a tiling straight-line scanning mode is explored and the corresponding reconstruction algorithm is then derived. The above imaging optimization strategies are beneficial for increasing the feasibility and expanding the application scope for reconstruction methods.

For SLCT (stationary computed tomography with linearly distributed sources), the findings of this book provide an algorithm basis and technology support for its development and application. The numerical and real experiments both validate the effectiveness of the proposed theories and methods in this book.

Key Words: Stationary CT; Multisource; Straight-line trajectory CT; Image reconstruction; Neural network

缩略语说明

API	应用程序接口（application programming interface）
ART	代数迭代重建方法（algebraic reconstruction technique）
BPF	反投影滤波（backprojection filteration）
CBCT	圆轨道锥束 CT（circular cone-beam CT）
CT	计算机断层成像（computed tomography）
dual-SLCT	两段直线分布式光源静态 CT 扫描
DFM	直接傅里叶重建方法（direct Fourier method）
EBCT	电子束 CT（electron beam CT）
FBP	滤波反投影（filtered back projection）
FDK	一种近似的锥束扫描重建方法（Feldkamp-Davis-Kress）
FFT	快速傅里叶变换（fast Fourier transform）
IGCT	逆几何 CT（inverse geometry CT）
L-FBP	忽略了投影数据冗余问题的 SLCT 滤波反投影重建方法
Linogram-Net	Linogram 重建神经网络
Linogram-Net-V2	Linogram 重建神经网络和图像域神经网络 U-Net 的结合
LW-FBP	结合冗余数据处理权重的 SLCT 滤波反投影重建方法
MTF	调制传递函数（modulation transfer function）
NMAD	归一化平均绝对偏差（normalized mean absolute deviation）
NMSE	归一化均方误差（normalized mean square error）
PSF	点扩散函数（point spread function）
PSNR	峰值信噪比（peak signal-to-noise ratio）
r-Para	重排平行束方法（rebinning-to-parallel-beam algorithm）
RMSE	均方根误差（root mean square error）

ROI	感兴趣区（region of interest）
RSD	相对标准差（relative standard deviation）
SLCT	直线分布式光源静态 CT（stationary computed tomography with linearly distributed sources）
SSIM	结构相似性（structural similarity）
TSLAR	倾斜直线扫描模式的解析重建算法（tilting straight-line analytic reconstruction）
TSLT	倾斜直线扫描轨迹（tilting straight-line trajectory）
U-Net	一种 U 形结构的图像域神经网络

目　录

第 1 章　引言 ·· 1

　1.1　背景和意义 ··· 1

　1.2　研究现状 ··· 3

　　1.2.1　多光源静态 CT 的发展 ·························· 3

　　1.2.2　CT 图像重建算法 ······························· 4

　　1.2.3　直线轨迹 CT 的发展 ···························· 8

　　1.2.4　人工神经网络的发展和在 CT 中的应用 ·········· 10

　1.3　研究内容和结构安排 ···································· 12

第 2 章　直线分布式光源静态 CT 的成像理论 ············· 16

　2.1　CT 成像基础 ·· 16

　　2.1.1　X 射线与物质的相互作用 ························ 16

　　2.1.2　扫描投影与图像重建 ···························· 18

　2.2　直线分布式光源静态 CT 扫描的数学建模 ··············· 21

　　2.2.1　成像几何和参数定义 ···························· 21

　　2.2.2　投影获取与非标准扫描轨迹 ······················ 24

　2.3　直线分布式光源静态 CT 投影的傅里叶性质 ············· 31

　　2.3.1　投影傅里叶性质的重要性 ························ 31

　　2.3.2　直线分布式光源静态 CT 的傅里叶切片定理 ········ 32

　2.4　实验验证与分析 ·· 37

　2.5　讨论与总结 ·· 40

第 3 章　滤波反投影重建方法 ··························· 42

　3.1　算法推导 ··· 42

　　　3.1.1　从直线分布式光源静态 CT 的傅里叶切片定理出发‥43

　　　3.1.2　从圆轨道平行束重建公式出发‥‥‥‥‥‥‥‥‥44

　3.2　两段直线分布式光源静态 CT 扫描模式‥‥‥‥‥‥‥46

　3.3　冗余数据处理的权重策略‥‥‥‥‥‥‥‥‥‥‥‥49

　　　3.3.1　冗余数据分析‥‥‥‥‥‥‥‥‥‥‥‥‥‥49

　　　3.3.2　冗余数据处理权重‥‥‥‥‥‥‥‥‥‥‥‥55

　3.4　滤波反投影重建方法的三维拓展‥‥‥‥‥‥‥‥‥58

　3.5　实验验证与分析‥‥‥‥‥‥‥‥‥‥‥‥‥‥‥61

　　　3.5.1　仿体图像重建‥‥‥‥‥‥‥‥‥‥‥‥‥‥61

　　　3.5.2　算法性能比较‥‥‥‥‥‥‥‥‥‥‥‥‥‥65

　　　3.5.3　三维重建效果‥‥‥‥‥‥‥‥‥‥‥‥‥‥70

　3.6　讨论与总结‥‥‥‥‥‥‥‥‥‥‥‥‥‥‥‥‥73

第 4 章　直接傅里叶重建与人工神经网络应用研究‥‥‥‥‥75

　4.1　Linogram 解析重建方法‥‥‥‥‥‥‥‥‥‥‥‥‥75

　　　4.1.1　算法推导‥‥‥‥‥‥‥‥‥‥‥‥‥‥‥‥75

　　　4.1.2　算法的离散实现与时间复杂度分析‥‥‥‥‥80

　4.2　基于人工神经网络的 Linogram 重建框架‥‥‥‥‥83

　　　4.2.1　基于先验知识的 Linogram 重建神经网络‥‥‥83

　　　4.2.2　Linogram-Net 与图像域神经网络的融合‥‥‥‥88

　4.3　实验验证与分析‥‥‥‥‥‥‥‥‥‥‥‥‥‥‥91

　　　4.3.1　Linogram 解析重建方法图像重建实验‥‥‥‥91

　　　4.3.2　Linogram-Net 网络结构验证实验‥‥‥‥‥‥94

　　　4.3.3　Linogram-Net 权重参数学习实验‥‥‥‥‥‥95

　　　4.3.4　算法性能对比分析‥‥‥‥‥‥‥‥‥‥‥‥100

　4.4　讨论与总结‥‥‥‥‥‥‥‥‥‥‥‥‥‥‥‥‥104

第 5 章　实际系统性能评估与成像优化策略‥‥‥‥‥‥‥106

　5.1　实际系统性能评估‥‥‥‥‥‥‥‥‥‥‥‥‥‥106

　　　5.1.1　Catphan@600 仿体 CTP404 模块扫描成像实验‥‥107

　　　5.1.2　Catphan@600 仿体 CTP486 模块扫描成像实验‥‥108

　　　5.1.3　Catphan@600 仿体 CTP528 模块扫描成像实验‥‥111

5.2 截断投影补全与重建 ROI 扩大 ······························ 112
　　5.2.1 重建 ROI 分析 ·· 113
　　5.2.2 截断投影补全策略 ···································· 116
　　5.2.3 实验验证与分析 ······································ 117
5.3 倾斜直线扫描模式 ·· 122
　　5.3.1 一种直线分布式光源静态 CT 扫描的三维实现 ····· 122
　　5.3.2 倾斜直线扫描轨迹分析 ································ 123
　　5.3.3 倾斜直线扫描的解析重建算法 ······················ 123
　　5.3.4 实验验证与分析 ······································ 128
5.4 讨论与总结 ··· 130

第 6 章　结论和展望 ·· 132
6.1 工作总结 ··· 132
6.2 后续工作展望 ··· 133

参考文献 ·· 135

附录 A　模型参数定义 ·· 150

在学期间完成的相关学术成果 ···································· 153

致谢 ·· 155

Contents

Chapter 1 Introduction $\cdots\cdots\cdots\cdots\cdots\cdots\cdots\cdots\cdots\cdots\cdots\cdots\cdots$ 1

  1.1 Background and Significance $\cdots\cdots\cdots\cdots\cdots\cdots\cdots\cdots\cdots\cdots$ 1

  1.2 Research Status $\cdots\cdots\cdots\cdots\cdots\cdots\cdots\cdots\cdots\cdots\cdots\cdots\cdots\cdots$ 3

      1.2.1 Development of Stationary CT with Multiple

           Sources $\cdots\cdots\cdots\cdots\cdots\cdots\cdots\cdots\cdots\cdots\cdots\cdots\cdots\cdots\cdots$ 3

      1.2.2 CT Reconstruction Algorithms $\cdots\cdots\cdots\cdots\cdots\cdots\cdots$ 4

      1.2.3 Development of Straight-Line CT $\cdots\cdots\cdots\cdots\cdots\cdots$ 8

      1.2.4 Development of Artificial Neural Network and

           Applications in CT $\cdots\cdots\cdots\cdots\cdots\cdots\cdots\cdots\cdots\cdots\cdots$ 10

  1.3 Research Content and Structure $\cdots\cdots\cdots\cdots\cdots\cdots\cdots\cdots$ 12

**Chapter 2 Imaging Theory of Stationary CT with Linearly
Distributed Sources** $\cdots\cdots\cdots\cdots\cdots\cdots\cdots\cdots\cdots\cdots$ 16

  2.1 Fundamentals of CT Imaging $\cdots\cdots\cdots\cdots\cdots\cdots\cdots\cdots\cdots$ 16

      2.1.1 X-ray Interactions with Matter $\cdots\cdots\cdots\cdots\cdots\cdots$ 16

      2.1.2 Projection and Image Reconstruction $\cdots\cdots\cdots\cdots$ 18

  2.2 Mathematical Modeling of Stationary CT with Linearly

     Distributed Sources $\cdots\cdots\cdots\cdots\cdots\cdots\cdots\cdots\cdots\cdots\cdots\cdots$ 21

      2.2.1 Imaging Geometry and Parameter Definition $\cdots\cdots$ 21

      2.2.2 Projection Acquisition and Non-Standard Scanning

           Trajectory $\cdots\cdots\cdots\cdots\cdots\cdots\cdots\cdots\cdots\cdots\cdots\cdots\cdots$ 24

  2.3 Fourier Property of Projection of Stationary CT with

     Linearly Distributed Sources $\cdots\cdots\cdots\cdots\cdots\cdots\cdots\cdots\cdots$ 31

2.3.1　Importance of Fourier Property of Projection ·······31

2.3.2　Fourier Slice Theorem of Stationary CT with
　　　　Linearly Distributed Sources ························32

2.4　Experimental Validation and Analysis ····················37

2.5　Discussion and Summary ································40

Chapter 3　Filtered Back Projection Reconstruction
　　　　　　　Algorithm ································42

3.1　Algorithm Derivation ································42

3.1.1　Derivation Based on the Fourier Slice Theorem of
　　　　Stationary CT with Linearly Distributed Sources ···43

3.1.2　Derivation Based on the Reconstruction Formula of
　　　　Circular Parallel-Beam CT ························44

3.2　Dual Scanning of Stationary CT with Linearly Distributed
　　　Sources ····································46

3.3　Weighting Strategy for Data Redundancy ··················49

3.3.1　Analysis of Redundant Data ····················49

3.3.2　Weights of Redundant Data ····················55

3.4　Three-Dimensional Expansion of Filtered Back Projection
　　　Reconstruction Algorithm····························58

3.5　Experimental Validation and Analysis ····················61

3.5.1　Image Reconstruction of Phantom ··················61

3.5.2　Algorithm Performance Comparison ················65

3.5.3　Three-Dimensional Image Reconstruction ··········70

3.6　Discussion and Summary ································73

Chapter 4　Direct Fourier Reconstruction and Applications
　　　　　　　of Artificial Neural Network ···············75

4.1　Linogram Reconstruction Algorithm ······················75

4.1.1　Algorithm Derivation ························75

4.1.2　Discrete Implementation and Time Complexity
　　　　Analysis of the Algorithm ····················80

4.2 Linogram Reconstruction Framework Based on the
Artificial Neural Network ·································· 83
    4.2.1 Prior-Knowledge Based Linogram Reconstruction
    Neural Network··································· 83
    4.2.2 Combination Between Linogram-Net and Image-
    Domain Neural Network ························ 88
4.3 Experimental Validation and Analysis ····················· 91
    4.3.1 Image Reconstruction Using Linogram
    Reconstruction Algorithm ························ 91
    4.3.2 Validation of Linogram-Net Structure ·············· 94
    4.3.3 Weights Learning of Linogram-Net ················· 95
    4.3.4 Algorithm Performance Comparison ·············· 100
4.4 Discussion and Summary ································ 104

Chapter 5 Real System Performance Evaluation and
Imaging Optimization Strategy ················ 106
5.1 Real System Performance Evaluation ····················· 106
    5.1.1 Imaging Experiment of Catphan@600 CTP404····· 107
    5.1.2 Imaging Experiment of Catphan@600 CTP486····· 108
    5.1.3 Imaging Experiment of Catphan@600 CTP528····· 111
5.2 Truncated Projection Completion and Reconstruction
ROI Expansion ······································· 112
    5.2.1 Analysis of Reconstruction ROI ··················· 113
    5.2.2 Truncated Projection Completion Strategy ········ 116
    5.2.3 Experimental Validation and Analysis ············· 117
5.3 Tilting Straight-Line Trajectory Scanning················· 122
    5.3.1 Three-Dimensional Implementation of Stationary
    CT with Linearly Distributed Sources ············· 122
    5.3.2 Analysis of Tilting Straight-Line Trajectory
    Scanning ······································· 123
    5.3.3 Analytic Reconstruction Algorithm of Tilting
    Straight-Line Trajectory Scanning ················ 123

5.3.4　Experimental Validation and Analysis ············· 128

5.4　Discussion and Summary ································· 130

Chapter 6　Conclusion and Prospect ······················· 132

6.1　Summary ··· 132

6.2　Prospect of Future Work ······························· 133

References ··· 135

Appendix A　Parameter Definition of Phantom ············· 150

Academic Achievements ····································· 153

Acknowledgements ··· 155

第 1 章　引　　言

1.1　背景和意义

计算机断层成像（computed tomography，CT）是一种常用的无损检测成像技术，可以在不破坏物体整体结构的情况下获得物体的内部信息，目前已经广泛地应用于医疗影像、工业诊断和安全查验等领域 [1-3]。CT 利用 X 射线源在物体周围的多个角度进行照射，探测器采集对应的透射 X 射线进而获得多个角度的投影数据，最后利用重建算法从采集得到的投影数据中重建出物体的断层图像。

近年来，快速安全查验和运动器官动态成像等实际应用场景对 CT 成像系统的扫描成像速度提出了更高的要求和挑战：自 2001 年 9 月 11 日发生于美国的"9·11"事件以来，恐怖袭击活动在世界各国愈演愈烈，造成了大量的人员伤亡和财产损失，严重影响着人们的正常生产生活，阻止恐怖袭击活动成为了各国政府的首要任务之一。因而在机场、火车站和大型赛事场馆等人员密集流动现场配置安全查验设备势在必行，CT 凭借获取的物体准确三维结构信息，在提高危险品的检出率上有着巨大的优势。随着交通运输行业的不断发展，旅客数量不断增多，2018 年全球年航空旅客数量超过了 43 亿人次，其中中国达到了 5.25 亿人次 [4]，加快行李箱包在线安检的速度对于改善航空旅客的排队拥堵问题、提高机场的运行效率有着重要的意义，而 CT 系统扫描成像速度是提高安全查验效率的一个重要因素。运动器官的成像是 CT 成像领域的研究难点，它对于成像速度有着严苛的要求，特别是心脏冠状动脉成像，病人心率的大小和变化严重影响着重建图像的质量，所以在 CT 扫描过程中会要求病人进行心率控制、屏气等行为；但是心率控制和一定时间的屏气对于一部分患者是很难实现的，这也是心脏冠状动脉 CT 的难点所在。为了达到不依赖人类心率的情况下获得心脏冠状动脉成像的目标，需要单扇束区时间分辨率（CT 机架旋转一圈时间的一半）小于 100 ms [5,6]，即 CT 机架的转速要达到 5 r/s 以上，这对于 CT 成像系统的设计是巨大的挑战。

在提高 CT 扫描成像速度方面，主要有三种措施：①提高机架的旋转速度；②增加探测器的排数；③采用多光源静态的配置。但是在超快 CT 扫描速度的需求下前两种措施都会面临严重的瓶颈。一方面，CT 机架的离心加速度和机架旋转速度的平方呈正比，例如，当机架转速达到 5 r/s 时，滑环上的离心加速度就已经接近 $50g$，这样超高的离心加速度对于光源的设计、机械的强度和设备的安全性等方面都提出了巨大的挑战，会大大增加 CT 系统的复杂度和建造难度；另一方面，大规模增加探测器的排数会导致大锥角扫描的问题，严重的数据缺失问题增加了后续重建算法的难度并制约了重建图像的质量 [7]。第三种措施对应的多光源静态 CT 在提高物体扫描速度方面有着很大的优势，一系列光源排布在待扫描物体的周围，通过多光源的高速交替出束实现不同角度下投影数据的采集，这可以在不增加探测器排数的情况下大幅提升 CT 扫描速度，如 Morton 等提出的多光源 CT 系统可以获得 15 r/s 的等效转速 [8]。另外，多光源静态 CT 避免了旋转机架的使用，简化了系统的设计和建造，减少了噪声和机械的振动，使得整个系统更安静、更安全。近年来，碳纳米管 X 射线光源技术不断成熟，其具有低功耗、易集成、方便可控和时间分辨率高等特点 [9-12]，利用碳纳米管场发射阴极取代传统的热电子发射阴极进一步推动了多光源静态 CT 的发展，包括线性分布式光源层析成像系统[13-15]、螺旋轨道光源和探测器交替排布成像系统 [16] 等。在这其中，直线分布式光源具有更为简单直接的设计，其对于光源模块的要求较低，能进一步降低系统的复杂度和建造难度，这使它成为了静态 CT 中比较有优势的光源排布选项。但是作为一种比较新颖的成像模式，直线分布式光源静态 CT 目前还没有一套完善的图像重建算法，这在某种程度上限制了其发展和应用。

本书围绕基于直线分布式光源的新型静态 CT，通过对投影数据获取方式和非标准扫描轨迹进行深入分析，首先建立了该新型静态 CT 的成像理论框架，提出了包括滤波反投影重建方法和直接傅里叶重建方法在内的图像重建方案，并将 Linogram 解析重建理论与人工神经网络进行有机结合，得到了一个端到端、数据驱动式、参数可学习的基于先验知识的 Linogram 重建神经网络，最后研究了成像优化策略来增加重建方法的灵活性并拓展其适用范围。本书的研究成果完善了直线分布式光源静态 CT 的解析重建理论和方法，为其发展和应用提供了重要算法基础和关键技术支撑。数值仿真实验和实际系统实验均验证了本书提出的理论和方法的有效性。

1.2　研　究　现　状

1.2.1　多光源静态 CT 的发展

纵观整个 CT 的发展史，更快的扫描成像速度一直都是科研学者追求的目标[17-19]。从采用笔束光源的第一代 CT 系统到目前主流的基于旋转机架的扇束（锥束）光源的第三代 CT 系统，单个断层的扫描时间由 3~5 min 缩短到 0.5 s 以内。尽管扫描成像速度已经得到了质的飞跃，但依然很难满足某些超快扫描成像场景的需求，一个比较具有代表性的例子是心脏动态成像。而对于第三代 CT 系统来说，旋转机架一直都是在提高扫描成像速度方面难以跨越的瓶颈[20]。为了进一步突破旋转机架对于 CT 扫描速度的限制，多光源的策略被应用在第五代 CT 中，其核心思想是利用排布在物体周围的多个 X 射线源来降低单个断层需求的机架旋转角度范围，甚至摒弃旋转的机架以达到完全静态的配置。

静态 CT 的概念最早可以追溯到电子束 CT（electron beam computed tomography，EBCT）[21,22]，其中传统的 X 射线管和旋转机架为电子枪和环状阳极所取代，电子枪产生的电子束经磁场偏转后，依次撞击环形排布的钨靶产生 X 射线，对面的环形探测器随时接收透射光子，这种设计大大加快了扫描速度，平均可以在 50~100 ms 完成一个断层的扫描，对于心脏、血管等时间分辨率要求较高的成像场景有着特殊的优势[23-25]，之后在此基础上发展出来的电子束微型 CT 被广泛地应用于小动物动态成像[26]。EBCT 通过外加磁场控制电子束在阳极上的移动等效实现了 X 射线光源绕待检测物体的旋转，但是整体设备庞大、造价昂贵，这也是限制其大规模应用的一个因素。

随着 X 射线光源技术的不断成熟，采用多光源的策略成为了新型 CT 设计的一个重要研究方向。为了实现运动器官的实时三维成像，动态空间成像系统（dynamic spatial reconstruction system）采用了多个 X 射线管来加快信号的采集速度 [27,28]。西门子公司于 2005 年推出了世界首台双源 CT（dual-source CT），该系统在同一个旋转机架上配备了两个角度间隔 90° 的 X 射线管光源，每个光源分别对应各自的探测器阵列，其在冠状动脉 CT 血管造影成像中达到了 83 ms 的时间分辨率 [29]。在逆几何 CT（inverse geometry computed tomography，IGCT）中，采用了分布在较大区域内的多个 X 射线光源和相对较小的探测器阵列 [30-33]。2009 年，通用电气公司研发了一台基于旋转机架的 IGCT 样机，光源阵列包含两行光源，每个光源的间距为 1000 mm, 在采用 8 个光源的实验中获得了 70 mm 直径的扫描视野 [34,35]。尽管多光源的采用提高了 IGCT 在三维成像中的时间分辨率，但是在光源阵列有限长度的情况下，为了保证完备数据的获取，有时机架的旋转仍不可避免 [20]。为了进一步提高 CT 扫描的速度，完全避免机架的旋转并实现真正的多光源静态 CT 是诸多研究组追求的目标。Shan 等利用线性多光源阵列实现了静态胸部层析成像，在数据采集过程中不需要任何的机械运动 [14]；Hsieh 等将静态圆环排布式阵列引入 IGCT 中，在 0.1 s 内可以实现 16 cm 厚的轴向扫描 [20]；Chen 等提出一种基于螺旋轨道的光源和探测器交替排布式 CT 系统，在不需要光源、探测器和物体移动的情况下，即可在较短时间内获得用于三维物体重建的投影数据 [16]。

1.2.2　CT 图像重建算法

图像重建是计算机断层成像过程中必不可少的一个环节，其负责将 CT 系统采集得到的模拟信号重建为数字图像，之后该重建图像作为 CT 系统的输出应用于后续的医疗诊断、工业查验等实际应用场景，因此图像重建算法的优劣直接影响了整个 CT 系统的性能。近几十年来，伴随着 CT 成像装置快速的硬件升级和系统革新，图像重建算法也不断发展和进步 [36-38]。图像重建从本质上讲是一个逆问题求解过程，其利用朗伯比尔定律建模了 X 射线穿透物体的衰减过程 [1]，之后通过对数变换得到了物质衰减系数和投影的关系，最后根据采集得到的投影逆向求解物体每个点的衰减系数，根据求解该问题方式的不同，图像重建算法一般可以分为两大类：解析重建算法 [39-43] 和迭代重建算法 [44-46]。

解析重建算法利用信号变换和数学推导给出了图像重建逆问题的闭合解，即物体每个点衰减系数的解析表达式，该方法具有算法复杂度低、重建速度快等特点。在传统 CT 系统中，比较常用的解析重建算法大部分都属于滤波反投影（filtered back projection，FBP）类型 [41]，这类方法在频域中采用滤波核对投影数据进行滤波，之后在空域中对滤波后的投影数据进行二维或者三维反投影得到物体的重建图像。随着 CT 数据采集模式的不断迭代升级，从二维圆轨道平行束、扇束 CT [47-52] 到三维圆轨道锥束 CT [39,53,54]，再到三维螺旋轨道多层探测器 CT [55-58]，各种各样滤波反投影类型的重建方法被开发出来应用到特定的重建场景。圆轨道平行束扫描的傅里叶切片定理是 FBP 重建算法的理论基础，它建立了投影数据和扫描物体在频域中的联系，即在某一固定角度下扫描的投影数据沿着探测器方向的一维傅里叶变换给定了该被扫描物体二维傅里叶空间中和探测器方向平行的一个切片 [59]。根据上述定理，可以从数学上严格地推导出圆轨道平行束扫描对应的 FBP 精确重建公式；另外，通过投影数据的坐标变换，圆轨道平行束 FBP 方法可以拓展到扇束 FBP 方法。为了实现三维锥束扫描的图像重建，Feldkamp 等提出了 Feldkamp-Davis-Kress（FDK）方法 [39]。不同于二维 FBP 方法的二维反投影，FDK 方法采用三维反投影去模拟 X 射线穿过物体的路径，同时引入锥角方向的余弦权重来弥补射线路径的差异。FDK 方法在轨道平面上能够获得精确的重建结果，因为在轨道平面上 FDK 方法退化成了扇束 FBP 重建算法；在非轨道平面上，圆轨道锥束扫描不满足数据完备性条件，FDK 方法只能得到近似的重建图像，并且重建伪影随着锥角的增大而变得严重；但是在适度锥角的范围内，FDK 重建图像的偏差比较小。标准 FDK 方法的重建区域会被限制为一个球形区域，为了解决长物体的重建问题，该方法被拓展到螺旋轨迹扫描 [56,60]，由于具备算法简单、实施容易等特点，FDK 类型的重建方法被广泛地应用于三维锥束 CT 成像系统中。为了改善标准 FDK 方法，近一步拓展其应用场景，衍生出了 P-FDK[61,62]、T-FDK[63]、HT-FDK [64,65] 等算法。P-FDK 方法的核心思想是将锥束扫描的投影每行分别重排成平行束，称重排后的投影数据为"锥束-平行投影"，即重排后的投影数据在扇角方向是平行的，但是在锥角方向是发散的，得益于"锥束-平行投影"的引入，P-FDK 方法在反投影过程中省去了缩放因子的计算，加快了算法整体的运行速度。在"锥束-平行投影"的基础上，T-FDK 方法优化了投影滤波的方向，提高了重建图像的质量；HT-FDK 方法考虑到了不同重建点的角度覆盖范围，通过引入角度权重因子尽可能多地利用投影数据，扩大了物体轴向的重建范围。Tang 等将三维权重应用到"锥束-平行投影"的重建上，来调节共轭射线（角度相差180°、经过同一个重建点的两条射线）在反投影阶段的贡献程度，使得锥角较小的一条共轭射线有着更大的权重，而锥角较大的另一条共轭射线权重相对较小，该方法可以有效地减少重建图像上的锥角伪影 [54,57]。为了实现三维锥束的短扫描图像重建，SS-FDK 方法引入了 Parker 权重函数来进行冗余数据处理，使得在 180° 加扇角的扫描角度下即可实现图像的重建 [53]。

除了以 FDK 这类算法为代表的近似重建方法，精确重建也是锥束解析重建领域的一个研究热点。Grangeat 给出了拉东（Radon）数据的导数和锥束投影数据的关系，巧妙地利用三维拉东反变换来求解锥束扫描的重建问题，在 Grangeat 算法的实施中，为了获得拉动空间中的均匀采样，需要对数据进行嵌入重排，同时要求获得的投影数据是非截断的 [66]。Tam 窗的概念被引入螺旋锥束扫描中 [67]，它将最小探测器限制为相邻两条螺旋线之间的区域，对于螺旋轨迹包含的圆柱内的任何一个点，有且仅有一条经过该点的直线线段满足两端都和螺旋扫描轨迹相交的条件，称这样的直线线段为"PI 线段" [68]。Katsevich 基于 PI 线段两个端点之间的投影数据，通过精心选取滤波方向来归一化处理冗余数据，得出了用于螺旋锥束重建的精确 FBP 类型算法 [69,70]。为了解决投影数据横向截断的问题，在 Katsevich 算法的基础上，Zou 和 Pan 交换了滤波和反投影的顺序，提出了适用于螺旋轨迹扫描的反投影滤波（backprojection filteration, BPF）重建方法 [71]，凭借对于截断数据不敏感的优势，BPF 的思路也被多个不同的研究组拓展应用于更加一般化的扫描轨迹的图像重建问题 [42,72-75]。

对于以上所述的先滤波后反投影或者先反投影后滤波的解析重建方法，反投影通常是整个算法中时间消耗成本最大的一个步骤，也是限制进一步加快该类图像重建方法的瓶颈。作为另一种解析重建方法,直接傅里叶重建方法(direct Fourier method,DFM)通过采集的投影获得扫描物体二维频域中的采样点,然后利用傅里叶逆变换从图像的物体频域直接获得重建图像,相较于滤波反投影重建方法来说其在速度方面有着更大的优势,因为耗时较长的反投影步骤为快速傅里叶变换技术所取代 [40,76]。但是在实际扫描中很难直接获得物体二维傅里叶空间中的均匀采样,同时在傅里叶空间中插值会带来较大的误差,这增加了直接傅里叶重建方法在实际应用中的难度。近年来,gridding [77]、非均匀傅里叶变换[78] 和 Linogram [79-81] 等方法被提出用以提高 DFM 方法重建图像的质量。

不同于解析重建方法,迭代重建方法将图像重建逆问题的求解转化为一个优化问题:通过不断迭代优化重建图像,直到重建图像满足预先定义的标准则停止迭代,这时的重建图像即为迭代重建方法获得的最后结果 [38]。迭代重建方法中的每一次循环一般包含以下三个主要步骤:①对图像进行前向投影获得模拟的投影数据;②计算模拟投影数据和真实采集投影数据的差距获得修正项;③将修正项反推到图像域来更新图像的像素。可以根据迭代重建过程中是否包含额外的模型将迭代重建方法分为纯净的迭代重建方法和基于模型的迭代重建方法。

代数迭代重建方法(algebraic reconstruction technique,ART)是最简单的纯净迭代方法 [44],在最原始的 ART 算法中,采取逐射线、逐像素的更新策略,这会带来迭代过程不稳定、重建速度慢等问题。为了改善这些问题,衍生出了 SART(simultaneous algebraic reconstruction technique)[82] 和 SIRT(simultaneous iterative reconstruction technique)[83] 这两种特殊的代数迭代重建方法,其中 SART 一次同时更新一条射线涉及的像素点,而 SIRT 一次同时更新所有射线涉及的像素点。为了改变每一次更新中涉及的射线数量,有序子集的思路被引入 SIRT 中,其将所有的射线分为多个子集,每次利用一个子集中的射线进行像素的更新,这样可令迭代重建的过程更加稳健[84]。与纯净的迭代重建方法相比,基于模型的迭代重建方法通过将各种模型引入迭代重建过程中,尽可能地让整个重建过程和真实情况更接近,常用的模型包括光子统计模型[85-89]、几何模型[90,91]、物理模型[92] 和物体先验信息模型[93,94] 等。在基于模型的迭代重建过程中,我们可以更充分地利用到光源点和探测器尺寸、光子的统计涨落、X 射线能谱等信息，这有助于降低噪声并提高图像分辨率。由于迭代重建过程涉及图像域和投影域之间的正投影和反投影的循环迭代，相对于解析重建方法，迭代重建方法的算法复杂度较高，重建速度较慢，对计算机的计算能力有着更高的要求。

解析重建方法和迭代重建方法都与 CT 扫描方式息息相关，而 CT 扫描方式的每一次变化发展都会对图像重建任务提出新的要求，并推动重建理论和方法的创新与突破。

1.2.3　直线轨迹 CT 的发展

圆轨道扫描和螺旋轨道扫描作为标准的 CT 扫描轨迹，被广泛地应用到医疗成像系统中，经过几十年的实践应用，标准扫描轨迹 CT 对应的图像重建理论和成像算法不断发展完善，已经形成了成熟的图像重建框架。但是随着医疗诊断、工业成像和安全查验等领域对 CT 成像系统的需求日益增加，传统的标准扫描轨迹 CT 由于受到实际要求的限制导致直接应用到某些具体的场景难度大、成本高，比如大体积箱包成像[95,96]、影像引导放射治疗[97,98]、层析成像[99,100]、心脏成像[101-103] 等。

近二十年来，为了突破标准扫描轨迹的限制并拓展 CT 成像系统的应用场景，非标准扫描轨迹 CT 的相关研究越来越受到重视。圆正弦轨迹扫描模式相较于传统的圆轨迹扫描，能够提供更加完备的三维投影数据，同时类似于圆轨迹的短扫描，简化的圆正弦轨迹扫描对于提高工业成像速度有一定的潜力 [104,105]；在介入式治疗和影像引导放射治疗领域，翻转螺旋轨迹扫描可以根据实际的硬件和扫描空间情况调整光源的旋转方向，使得数据采集更加灵活 [98,106,107]；鞍形轨迹扫描被提出来进行心脏的三维成像，其能够在轴向数据存在截断的情况下获得比较准确的重建图像 [101]；直线层析成像系统中，光源采用直线轨迹的扫描策略实现物体的投影数据获取，常用于胸部疾病的诊断 [108]；基于更加一般化的扫描轨迹，反投影滤波的方法被提出用来进行图像的重建 [42,72,74]。

在非标准扫描轨迹中，直线轨迹扫描模式具有机械设计相对简单、设备成本相对较低等特点，在层析成像、货物安检、医疗诊断等方面表现出了潜力 [95,109]。根据光源和探测器之间有无相对运动，可以把直线轨迹断层成像分成两大类。

对于光源和探测器之间无相对运动的直线轨迹 CT，物体扫描可以通过两种方式实现：①保持成像系统静止，待成像物体沿着直线轨迹在光源和探测器之间移动；②将物体放在光源和探测器之间并保持静止，光源和探测器沿着直线轨迹在物体两侧同步运动。这两种方式在本质上没有区别，都是利用光源与探测器组成的整体和物体之间的相对移动来获得物体在不同角度下的投影数据。有趣的是，这类 CT 成像系统获取的投影类似于平行束扫描，某一固定位置的探测器获取的投影数据组合相当于一个平行束扫描，扫描方向与这个探测器和光源的连线相互平行，而光源相对于物体位置的变化对应了平行束扫描中不同位置的探测器，但是不同角度下获取的平行束投影对应的等效探测器间距是不同的，这也是该类 CT 和标准的圆轨道平行束扫描的区别。1977 年，基于这种直线轨迹扫描模式，Roder 提出了一种用于危险爆炸品查验的 CT 成像系统，其中采用了较大的光源张角以实现尽可能多角度的数据采集 [110]；之后一年，Macovski 利用两套光源同时以正交的路径对物体进行直线扫描，近似地获取到 180° 完整的投影数据 [111]。Seger 和 Danielsson 通过分析光源和探测器之间无相对运动的直线轨迹扫描投影的性质，提出了一种直接傅里叶重建方法 [112]。高河伟等设计了一种基于多段直线扫描轨迹的 CT 系统，并探讨了将该系统应用到在线安全查验的可行性，同时提出了对应的图像重建方法 [95,96]。

对于光源和探测器之间存在相对位移的直线扫描轨迹 CT，光源沿着直线轨迹进行扫描获取投影数据，这时不同位置的光源点对应了不同角度下的扇束或者锥束扫描。常用的直线层析成像就是这种模式的代表之一，扫描过程中，伴随着光源沿着直线轨迹的移动，探测器也在物体的另一侧沿着和光源运动的相反方向进行平移以收集光源在不同位置发光时的投影数据。Bleuet 等采用迭代重建方法来进行直线层析的成像，为了获得更高的图像质量，其引入了分段平滑约束的物体先验信息和直线扫描轨迹的几何先验信息 [108]。Gomi 等将直线层析应用到关节置换的成像中，提供了一种傅里叶空间的滤波思路，并和反投影步骤相结合来产生最后的切片图像 [100,113]。除了直线层析中探测器相对物体平移的情况，探测器也可以在光源沿着直线轨迹移动的同时绕着物体进行旋转，这时的成像模式和圆轨道扇束 CT 扫描很接近，区别是光源的扫描路径由圆轨迹变为直线轨迹。针对这种情况，Smith 等提出了一种卷积反投影的方法用来进行图像重建，并且在理论上证明了当光源的直线路径为无限长时，该方法给出的重建公式是精确的 [114]。

以上介绍的两大类基于直线轨迹的断层扫描成像模式，都需要通过光源或者物体沿着直线路径进行移动来获取不同扫描角度下的投影数据。对于光源和探测器存在相对位移的情况，还涉及探测器的平移或者转动以及光源和探测器的联动控制，这些运动在某种程度上会增加机械设计的难度和系统结构的复杂性，同时还会影响到系统整体的扫描速度。

1.2.4　人工神经网络的发展和在 CT 中的应用

人工神经网络，通常被简称为"神经网络"，其概念最早由美国神经生理学家 McCulloch 和逻辑学家 Pitts 于 1943 年提出[115]，是为了模仿生物神经元的功能结构而抽象出来的运算模型。如图 1.1所示，人工神经网络由大量的节点（又称为"神经元"）相互连接而成，主要包含输入层、隐层和输出层，神经元作为神经网络的基本单元，负责神经网络中的运算。图 1.1的右侧虚线框给出了一个神经元的基本结构，对应的运算可由式 (1-1) 表示为

$$输出 = \mathrm{fn}\left(a_1 \times \omega_1 + a_2 \times \omega_2 + \cdots + a_n \times \omega_n + b\right) \tag{1-1}$$

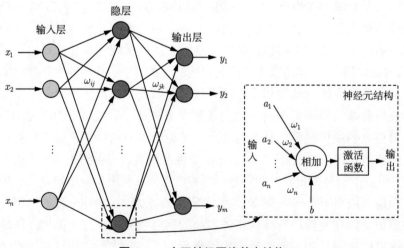

图 1.1　人工神经网络基本结构

其中，a_i 为神经元的输入；ω_i 为权重参数，神经网络的网络学习过程正是权重参数根据数据集特征进行优化调节的过程；b 为偏置项，其目的是调节神经元的输出；$\mathrm{fn}(\cdot)$ 为激活函数，采用的是非线性函数，目的是让神经网络具有非线性拟合能力，目前常用的激活函数主要有 Sigmoid、Tanh 和 ReLU 等[116]。神经网络具有的函数拟合能力非常强大，这也是神经网络被广泛地应用到模式识别、计算机视觉等领域的主要原因。理论上已经证明，包含隐层并使用非线性激活函数的多层神经网络可以拟合任何函数[117-119]。

反向传播（back propagation）算法的提出让多层神经网络的训练成为可能，其大大扩大了神经网络的潜力和应用范围。为了解决更加复杂的问题，更深的神经网络成为了大家追求的目标，因为神经网络变深（层数变多）可以增加神经网络的学习表达能力，但是神经网络变深会带来两个主要的问题：一是更深的神经网络会占用大量的硬件资源以至于无法顺利部署在计算机上；二是更深的神经网络在训练过程中会发生梯度弥散，使得网络中的参数无法训练。随着计算机硬件性能的提升、神经网络设计与训练技巧的改进，深度神经网络的应用变为了可能，特别是 2012 年，Hinton 课题组提出了 AlexNet[120]，其首次在大规模数据集上实现并训练了深层卷积神经网络（convolutional neural network），并在当年的 ImageNet 大规模视觉识别挑战赛中获得了第一名（AlexNet 的性能指标远超过第二名），这掀起了深度学习的热潮。目前，人工神经网络与深度学习已经成为了学术界和产业界的研究热点，并在多个领域取得了突破性进展，如图像分类[121-123]、目标识别[124-126]、图像分割[127-129] 等。

近年来，人工神经网络和深度学习技术被应用到 CT 图像重建任务中，并在低剂量 CT 去噪[130-133]、稀疏角重建[134-136]、有限角重建[137-139] 等病态问题上表现出了很大的潜能。Shan 等建立了一种用于低剂量 CT 重建的神经网络框架，在抑制噪声和保证图像结构质量等方面取得了很好的效果[131]。Huang 等将卷积神经网络和传统的迭代重建方法相结合用于改善 X 射线显微成像中的有限角度重建问题[139]。CT 图像重建中存在许多已知的数学物理准则，在将神经网络强大的学习能力迁移到 CT 图像重建任务的同时如何利用好有关 CT 重建的先验知识成为了很多研究者关注的课题[140-142]。Maier 等通过实验展示了在深度网络的学习过程中引入基于先验知识的操作符可以降低深度网络的最大误差上限[143]。Floyd 等发现，解析重建方法中的投影滤波核可以利用人工神经网络去优化学习并取得了很好的效果[144]。通过深入分析滤波反投影重建方法的整个过程，一个模块化的神经网络框架被提出并用于完成 CT 扫描的滤波反投影重建[141]。

1.3　研究内容和结构安排

直线分布式光源静态 CT（stationary computed tomography with linearly distributed sources, SLCT）是一种新型的计算机断层扫描成像模式，采用直线排布的多光源阵列，利用多光源的高速交替出束实现 CT 投影数据的采集，避免了 CT 机架的旋转，在提高 CT 扫描成像速度方面有着很大的优势；同时，静态的配置简化了系统的设计并降低了建造难度。基于直线分布式光源的新型静态 CT 成像是一种重要的非标准扫描轨迹成像，投影数据采样具有特殊性，一直缺少高效的解析重建方法，亟须突破现有成像理论实现关键技术创新。图 1.2展示了本书研究内容的整体框架，本书围绕直线分布式光源静态 CT，在成像理论、重建算法和成像优化策略等方面展开研究工作。

在成像理论方面：本书深入研究了直线分布式光源静态 CT 对应的特殊投影获取方式和非标准扫描轨迹，从空域和频域两个维度对扫描投影进行数学建模，引入了投影几何加权和物体变形，推导出了直线分布式光源静态 CT 的傅里叶切片定理，从而建立了该新型静态 CT 投影数据和被扫描物体在频域中的映射关系，奠定了直线分布式光源静态 CT 图像重建的理论基础。上述成像理论研究对于投影数据采样形式的理解与分析、系统的设计与优化有着重要指导意义。

在重建算法方面：① 针对直线分布式光源静态 CT 缺少高效解析重建方法的难题，本书提出了直接滤波反投影重建方法和冗余数据处理权重策略。对于理想状态下无限长光源阵列的扫描情况，该方法可以由单段直线分布式光源静态 CT 扫描直接得到物体精确的重建图像，进而拓展到三维重建场景；而对于现实中有限长光源阵列扫描场景，采用两段直线分布式光源静态 CT 扫描模式（dual-SLCT）有望获得完备的投影数据，但可能存在数据冗余性问题，如果处理不好会引入严重的图像伪影。为了解决这一难题，本书进一步提出了一种有效的冗余数据处理权重策略，使得投影数据能够得到最大化利用。与重排平行束方法相比，结合冗余权重的滤波反投影重建方法具有更高的空间分辨率，同时对于截断投影的敏感性较低。②为了得到快速的直接傅里叶重建方法，本书巧妙地利用几何加权投影是变形物体的 Linogram 采样这一重要性质，推导出了 Linogram 解析重建方法，并进一步深入研究分析了该算法的工程离散实现，避免了在傅里叶空间中的插值，使得重建图像更加准确。与滤波反投影重建方法相比，Linogram 解析重建方法具有时间复杂度低的优势。③为了改善实际应用中可能出现的数据不完备（如有限角度）重建问题，本书创新地将 Linogram 解析重建方法和人工神经网络相结合，通过数学建模将 Linogram 解析重建理论作为先验知识引入神经网络的设计中，建立了一个端到端、数据驱动式、参数可学习的 Linogram 重建神经网络（Linogram-Net），在数据不完备扫描场景下（如有限角度扫描），Linogram-Net 可以通过网络的训练，减少重建图像上的伪影，提升重建图像的质量。本书还以级联的方式将 Linorgam-Net 和传统的图像域网络相结合，进一步提升了 Linogram-Net 网络的学习表达能力。

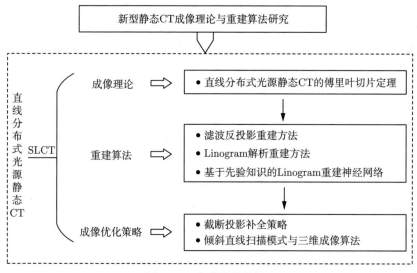

图 1.2　本书的整体框架

在成像优化策略方面：为了改善投影截断问题对于滤波反投影重建方法和 Linogram 解析重建方法的限制，通过深入分析不同扫描段投影在拉东空间中的数学联系，提出了截断投影补全策略，抑制了重建图像上的截断伪影并进一步扩大了滤波反投影重建方法和 Linogram 方法的重建感兴趣区（region of interest，ROI）尺寸；为了实现三维物体扫描与图像重建，提出了倾斜直线扫描模式，并进一步建立了对应的三维重建算法。以上针对直线分布式光源静态 CT 的重建优化策略对于增加图像重建方法的灵活性并拓展其适用范围有着很大的意义。

本书各个章节的内容安排如下：

第 1 章介绍了本书的背景与意义，从多光源静态 CT、图像重建算法、直线轨迹 CT 和人工神经网络在 CT 重建中的应用等方面概述了国内外研究现状，最后给出了本书的研究内容和结构安排。

第 2 章首先介绍了 CT 成像中的数学物理基础，之后对直线分布式光源静态 CT 这一新型成像模式进行了数学建模，研究了成像几何、投影获取、直线扫描轨迹等；利用投影几何加权和物体变形，得到了投影和扫描物体在频域中的映射关系，建立了直线分布式光源静态 CT 的傅里叶切片定理，最后通过仿体扫描实验对相关理论进行了验证。

第 3 章提出了滤波反投影重建方法和冗余数据处理权重策略。从两个不同的角度推导出了适用于直线分布式光源静态 CT 的滤波反投影重建公式，并将该重建方法拓展到了三维重建场景；提出了两段直线分布式光源静态 CT 扫描模式（dual-SLCT）来提供完备的投影数据，给出了用于冗余数据处理的投影加权策略。实验结果验证了滤波反投影重建方法和冗余数据处理权重策略的正确性和有效性。

第 4 章推导和发展了 Linogram 解析重建方法和基于先验知识的 Linogram 重建神经网络。利用几何加权投影是变形物体的 Linogram 采样这一重要性质，提出了适用于直线分布式光源静态 CT 的 Linogram 解析重建方法，并深入研究分析了算法的工程离散实现和时间复杂度；进一步，将 Linogram 解析重建理论作为先验知识引入人工神经网络的设计中，建立了一个端到端、数据驱动式、参数可学习的 Linogram 重建神经网络框架（Linogram-Net），并通过与图像域网络的融合进一步提高了 Linogram-Net 网络的学习表达能力。

　　第 5 章首先通过在直线分布式光源静态 CT 原机型上开展的一系列
实际实验，有效地验证了前述章节提出的图像重建方法。之后研究了重建
优化策略，针对投影截断问题，提出了截断投影补全方法来抑制截断伪影
并进一步扩大重建 ROI 的尺寸；针对三维物体扫描与重建问题，提出了
倾斜直线扫描模式，并建立了对应的三维图像重建算法。

　　第 6 章总结了本书的研究工作并归纳了取得的创新，最后对本书在
未来的研究工作进行了展望。

第 2 章 直线分布式光源静态 CT 的成像理论

2.1 CT 成像基础

2.1.1 X 射线与物质的相互作用

CT 成像属于透射成像的一种，如图 2.1所示，其信号的生成和采集过程主要分为三个步骤：① X 射线光源在待成像物体的一侧发射 X 射线；② 光源发射出的 X 射线射向物体并与之发生相互作用，在穿透物体的过程中 X 射线光子数量不断衰减，X 射线和物质的相互作用主要包括光电效应、康普顿散射、电子对生成和瑞利散射等，其中在常用的 CT 系统中，光电效应和康普顿散射对于 X 射线在物体中的衰减有着主要贡献；③位于物体另一侧的探测器采集穿透物体后的 X 射线信号。通过在物体周围不同的角度下重复以上三个步骤，完成对于整个物体的扫描，最后将不同角度下采集的信号一同送入图像重建算法中得到物体中每个点的重建值。

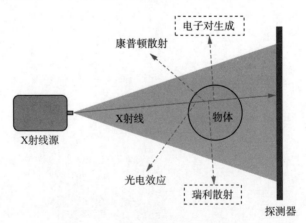

图 2.1 X 射线成像中信号生成和采集

可以发现在初始 X 射线一定的情况下，步骤② （X 射线与物质的相互作用） 决定了穿透物体后 X 射线整体的衰减情况，它也是 CT 成像的物理基础。一般来说，物质的线衰减系数越大，该物质对 X 射线的阻挡本领越强 （X 射线越容易衰减），而线衰减系数不仅和物质的种类有关，还和 X 射线的能量有关。可以利用朗伯-比尔定律对 X 射线穿透物体的过程进行建模 [1]，得到穿透物体后的 X 射线总光子数 I_t 和初始 X 射线总光子数 I_o 的关系如下：

$$I_t = I_o \int S(E) \mathrm{e}^{-\int u(E,r)\mathrm{d}r} \mathrm{d}E \tag{2-1}$$

其中，$S(E)$ 为初始 X 射线中能量为 E 的光子数占总光子数的比例；$u(E,r)$ 为在物体 r 位置处的物质对能量为 E 的 X 射线光子的线衰减系数。

X 射线光子与物质相互作用是一种单次性的随机事件，X 射线光子与物质发生相互作用的概率用总反应截面 σ_{total} 来表征。一般来说，σ_{total} 越大，X 射线光子与物质发生相互作用的概率越高，同时这个反应截面也决定了物质的线衰减系数的大小。由于 X 射线与物质存在多种作用方式，所以在具体计算中，总反应截面 σ_{total} 为这些不同作用方式对应的反应截面之和。如图 2.1所示，X 射线与物质的相互作用主要包括以下几种方式：光电效应 （photoelectric effect）、康普顿散射 （Compton scattering）、电子对生成 （electron pair generation）、瑞利散射 （Rayleigh scattering）等。其中，瑞利散射是一种相干散射，其反应截面在 X 射线衰减的总反应截面中占比很小，基本可以忽略；发生电子对生成的前提是 X 射线能量高于 1.022 MeV，而在医疗和安检等领域，常用的 CT 系统使用的 X 射线的能量远达不到这个标准，故不会发生电子对生成的反应。结合以上的分析，CT 系统信号生成和采集过程中 X 射线与物质发生相互作用的总反应截面 σ_{total} 主要由光电效应和康普顿散射这两种作用方式决定。图 2.2 （a） 展示了光电效应具体发生的过程，入射光子和物质的原子发生作用，某一层的轨道电子脱离原子核的束缚发射出去成为光电子，这个过程中入射光子会消耗掉自身的全部能量，其中一部分转换为反冲原子的动能和光电子克服原子核束缚的电离能，另一部分转换为光电子的动能；发射光电子后的原子处于激发状态，最后会发射特征 X 射线或者俄歇电子来进行原子的退激。康普顿散射如图 2.2 （b） 所示，入射光子和物质的原子发生作用，入射光子将一部分能量转移给轨道电子使该电子脱离原子核的束缚成为反冲电子，而入射光子损失能量的同时运动方向也发生改变成为散射光子。

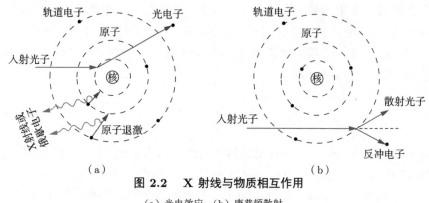

图 2.2　X 射线与物质相互作用

（a）光电效应；（b）康普顿散射

2.1.2　扫描投影与图像重建

在 CT 成像理论中，从 X 射线光源到探测器单元的连线称为"投影线"，待成像物体在这条投影线路径上线衰减系数的积分值为该投影线对应的投影。如图 2.3 所示，以圆轨道平行束扫描为例，每一条投影线由扫描角度 θ 和探测器单元的位置 s 唯一确定。数学上，投影线 (θ, s) 对应的投影 $p(\theta, s)$ 可以通过对物体线衰减系数的函数沿着投影线做拉动变换获得：

$$p(\theta, s) = \int_{-\infty}^{+\infty} \int_{-\infty}^{+\infty} f(x, y)\delta(x\cos\theta + y\sin\theta - s)\mathrm{d}x\mathrm{d}y \qquad (2\text{-}2)$$

其中，$f(x, y)$ 为物体的函数，表征了在不同位置线衰减系数的大小；$\delta(x)$ 为狄拉克函数，满足以下性质：

$$\begin{cases} \delta(x) = 0, & x \neq 0 \\ \int_{-\infty}^{+\infty} \delta(x)\mathrm{d}x = 1 \end{cases} \qquad (2\text{-}3)$$

由式 (2-3) 可以发现，只有当自变量等于零的情况下狄拉克函数对应的函数值才非零，这保证了利用式 (2-2) 计算投影 $p(\theta, s)$ 时，积分路径一定

会被限制在投影线 (θ, s) 上。

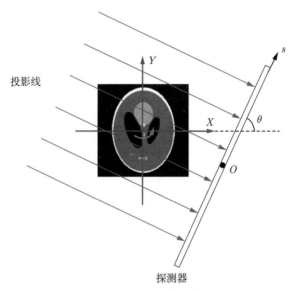

图 2.3　圆轨道平行束扫描

注：θ 为扫描角度，s 代表探测器的位置，每一条投影线都由一对 (θ, s) 唯一确定，物体函数沿着投
　　影线路径上的线积分即为投影线对应的投影。

图 2.4给出了一个简单物体在两个不同扫描角度下投影的具体形式，可以发现两个角度下的投影存在着明显的差异，这是因为扫描角度发生变化后，每个探测器单元 s 对应的扫描物体内部的实际投影线积分路径会发生改变。考虑一个极端的情况，如果物体就是一个孤立的点，即物体函数 $f(x, y)$ 满足：

$$\begin{cases} f(x, y) \neq 0, & \text{当} x = x_0, y = y_0 \text{时} \\ f(x, y) = 0, & \text{其他} \end{cases} \tag{2-4}$$

下面讨论不同角度下投影的情况与它们相互间的联系。回到最初定义投影的数学式 (2-2)，可以发现在这种情况下，对于每个扫描角度 θ，只有一条投影线对应的投影是非零的，此时该条投影值非零的投影线对应的探测器位置 s 和扫描角度的关系可以写为

$$s = x_0 \cos \theta + y_0 \sin \theta \tag{2-5}$$

对于物体中一个点 (x_0, y_0) 而言，它只对满足式 (2-5) 关系的投影线对应的投影产生贡献。为了更加形象地展示物体中每个点对不同投影 $p(\theta, s)$ 的影响，图 2.5中给出了包含三个点的物体和其对应的投影图（投影图的坐标轴分别为扫描角度 θ 和探测器位置 s，图上 (θ_0, s_0) 一点代表投影 $p(\theta_0, s_0)$ 的值）。从图 2.5可以看出，物体中每个点在投影图中对应一条正弦曲线，所有物体点对应正弦曲线的叠加即为最后的投影图，这也是圆轨道平行束扫描投影图常被称为"正弦图"的原因。

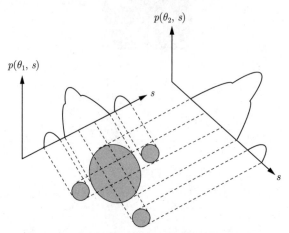

图 2.4　　同一个物体在两个不同角度下的投影

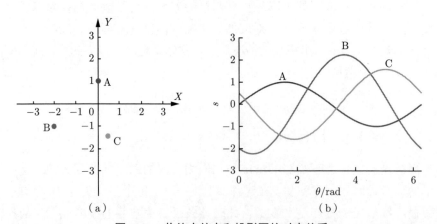

图 2.5　　物体中的点和投影图的对应关系

（a）包含三个点的物体，分别用 A、B、C 标记；（b）圆轨道平行束扫描投影图，物体中每个点在投影图中都对应一条正弦曲线

在 2.1.1节中提到，CT 系统采集得到的信号是 X 射线穿透物体经过衰减后的光子数 I_t，可以利用式 (2-6) 根据 I_t 计算投影值：

$$p = -\ln\frac{I_t}{I_o} \tag{2-6}$$

当 X 射线为单一能量的情况时，式 (2-1) 可以简化为

$$I_t = I_o e^{-\int u(r)\mathrm{d}r} \tag{2-7}$$

将式 (2-7) 代入式 (2-6) 中，可以得到：

$$p = \int u(r)\mathrm{d}r \tag{2-8}$$

从式 (2-8) 也可以发现，投影等于物体线衰减系数的线积分，这和本节对于投影的定义是一致的。在真实的 CT 成像场景，主要包含以下步骤：

1. 在不同角度，不同探测器位置处采集得到多组透射光子数 $I_{t_i}, i = 1, 2, \cdots, N$；

2. 利用式 (2-6) 计算对应的投影 $p_i, i = 1, 2, \cdots, N$；

3. 结合式 (2-8) 给定的投影和线衰减系数的关系，利用已经计算好的多组投影反求线衰减系数，这涉及复杂的逆问题求解过程，也是图像重建理论和算法研究的重点。

2.2　直线分布式光源静态 CT 扫描的数学建模

2.2.1　成像几何和参数定义

图 2.6（a）展示了一段直线分布式光源静态 CT（SLCT）的整体结构，它包含了一个直线分布式光源阵列和一个线性探测器阵列，为了不失一般性，此处引入了整体角 β 的概念，其为光源阵列中心与探测器阵列中心的连线和物体竖直中心轴线的夹角，β 表征了这段直线分布式光源静态 CT 系统的整体空间取向。在数据采集的过程中，物体位于光源阵列和探测器阵列之间，光源阵列上的光源点通过高速切换依次发光，物体另一侧的探测器阵列进行信号采集，整个过程中不需要光源或者物体的旋转即可实现物体在不同角度下的扫描。

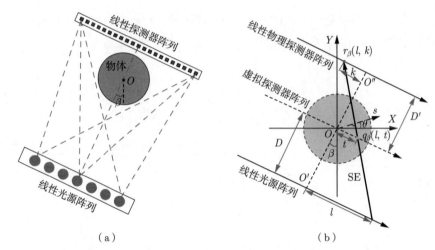

（a）　　　　　　　　　　　　　（b）

图 2.6　整体角为 β 的一段直线分布式光源静态 CT 示意图

（a）一段直线分布式光源静态 CT 系统的整体结构, 包含一个直线分布式光源阵列和一个线性探测器
阵列；（b）一段直线分布式光源静态 CT 系统的成像几何

图 2.6（b）定义了直线分布式光源静态 CT 成像系统的成像几何，将物体的中心作为坐标系原点 O，坐标轴线 X 与 Y 分别和物体的水平轴与竖直轴重合。为了简化描述，此处引入了虚拟探测器阵列，它通过物体的中心 O 并和物理探测器阵列相互平行，虚拟探测器阵列上的某一个探测器单元用 t 表征，具体为该探测器单元相对于虚拟探测器阵列中心 O 的偏移距离，值得注意的是这里所说的偏移距离有正有负，其中正的偏移距离表示正向偏移，即偏移方向和虚拟探测器阵列的正方向一致，负的偏移距离表示偏移方向和虚拟探测器阵列的正方向相反，如果没有特殊说明，下文中提到的偏移距离都采用这种定义方式。将坐标原点 O 在光源阵列和物理探测器阵列的投影分别记作 O' 和 O''，此时直线分布式光源静态 CT 系统的整体角 β 即为线段 $O'O''$ 和坐标轴 Y 的夹角。D 和 D' 分别代表直线分布式光源阵列和物理探测器阵列到扫描物体中心的距离。光源阵列上的任意一个光源单元可以用该单元相对于光源阵列中心 O' 的偏离距离表示，记作 l；同样地，物理探测器阵列上的任意一个探测器单元也可以用该单元相对于物理探测器中心 O'' 的偏离距离表示，记作 k。所以，在固定整体角 β 的一段直线分布式光源静态 CT 系统中，任意一条投影线 SE 都可以由 l 和 k 唯一确定，表示当光源阵列上偏离中心点 l 的光源单元发光时，物理探测器上偏离中心点 k 的探测单元接收

信号的情景, 这条投影线对应的投影记作 $r_\beta(l, k)$。如果想用虚拟探测器表示这条射线, 只需要找到投影线 SE 经过虚拟探测器阵列的位置 t 即可, 这时投影线 SE 对应的投影可以记作 $q_\beta(l, t)$。

为了建立同一条投影线对应的物理探测器单元和虚拟探测器单元之间的联系, 我们将图 2.6 (b) 进行简化, 只保留投影射线、光源阵列、虚拟探测器阵列和物理探测器阵列之间的位置关系, 如图 2.7所示。假设投影线 SE 和光源阵列、虚拟探测器阵列、物理探测器阵列分别相交于 T 点、N 点、M 点。由于三角形 TNG 和三角形 TMO'' 是相似三角形, 可以得到:

$$\overline{NG} = \frac{\overline{MO''} \cdot D}{D + D'} \tag{2-9}$$

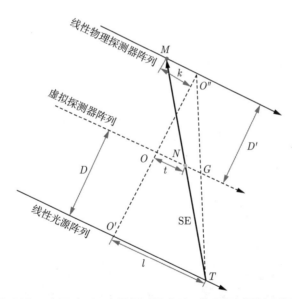

图 2.7　投影线和光源阵列、虚拟探测器阵列、物理探测器阵列间的位置关系

注: 光源阵列上 T 点位置处的光源发射的投影线 SE, 被物理探测器阵列上 M 点位置处的探测器单元接收, 同时与虚拟探测器相交于 N 点。

同理, 在相似三角形 $O''OG$ 和 $O''O'T$ 中, $\overline{OG}$ 和 $\overline{O'T}$ 的关系可以写为

$$\overline{OG} = \frac{\overline{O'T} \cdot D'}{D + D'} \tag{2-10}$$

根据 $\overline{ON} = \overline{OG} - \overline{NG}$ 的关系，并将式 (2-9) 和式 (2-10) 代入，可以把 $\overline{ON}$ 用 $\overline{MO''}$ 和 $\overline{O'T}$ 表示为

$$\overline{ON} = \frac{\overline{O'T} \cdot D'}{D + D'} - \frac{\overline{MO''} \cdot D}{D + D'} \tag{2-11}$$

这里，$\overline{O'T}$、$\overline{ON}$ 和 $\overline{MO''}$ 分别代表投影线 SE 经过光源阵列、虚拟探测器阵列和物理探测器阵列的偏移距离的实际大小，根据之前有关偏移距离的约定可知：

$$\overline{O'T} = l, \quad \overline{ON} = t, \quad \overline{MO''} = -k \tag{2-12}$$

进一步将式 (2-12) 代入式 (2-11)，可以得到同一条投影线 SE 在虚拟探测器上的偏移距离 t 和物理探测器上的偏移距离 k 之间的关系：

$$\begin{cases} t = \dfrac{lD'}{D + D'} + \dfrac{kD}{D + D'} \\ k = \dfrac{(D + D')t}{D} - \dfrac{D'l}{D} \end{cases} \tag{2-13}$$

根据式 (2-13) 建立的偏移距离对应关系，对于同一个光源单元 l，虚拟探测器上的投影 $q_\beta(l, t)$ 可以由物理探测器上采集到的投影值 $r_\beta(l, k)$ 得到：

$$q_\beta(l, t) = r_\beta \left(l, \frac{(D + D')t}{D} - \frac{D'l}{D} \right) \tag{2-14}$$

2.2.2 投影获取与非标准扫描轨迹

区别于传统的圆轨道平行束和扇束扫描，本书提出的直线分布式光源静态 CT 系统涉及一种新型的特殊扫描模式和非标准扫描轨迹，投影获取过程中没有机架或者物体的旋转，同时线性分布式光源阵列和探测器阵列相对固定，通过光源阵列上光源点的依次切换发光，实现扫描光源点和探测器阵列间的位置变化，以获取物体在不同角度下的投影数据。

为了进一步形象地展示直线分布式光源阵列静态 CT 投影获取的特殊之处，图 2.8 将它和圆轨道平行束、扇束扫描进行了对比。在圆轨道平行束 CT 中，包含多个 X 射线光源，通常利用准直器将每个 X 射线光源发出的 X 射线限制为窄束，在每个扫描角度下，所有的 X 射线光源同时发光，这时扫描射线束的形状为多个窄束射线组成的平行束，当完成一个角度下的扫描后，通过机架旋转带动 X 射线光源和探测器阵列到另一个

角度下再次对物体进行扫描，直到完成所有角度下的扫描，图 2.8展示了圆轨道平行束 CT 在三个角度下扫描的情况。可以发现，不同扫描角度下的扫描平行束形状都是一样的，同时整个过程中不存在扫描光源和探测器阵列之间相对位置的变化。

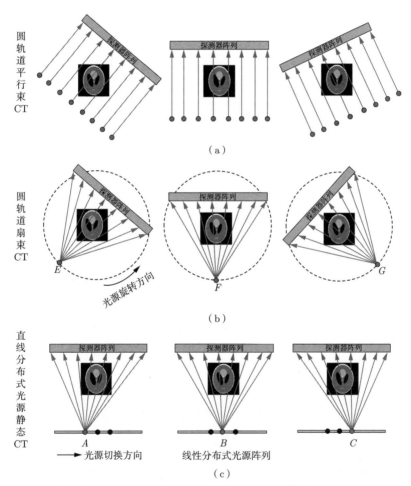

图 2.8 圆轨道平行束、扇束 CT 扫描和直线分布式光源静态 CT 扫描示意图

（a）圆轨道平行束 CT：存在多个 X 射线光源，利用准直器将每个光源发射出的 X 射线限制为窄束，在某个扫描角度下所有的 X 射线光源同时发光，并利用机架的带动实现在不同角度下对物体的扫描；（b）圆轨道扇束 CT：*E*、*F* 和 *G* 代表圆轨道上的三个空间位置点，X 射线光源通过机架的带动从 *E* 点经过 *F* 点移动到 *G* 点，实现在不同角度下对物体的扫描；（c）直线分布式光源静态 CT：将整体角 *β* 设为 0，*A*、*B* 和 *C* 代表光源阵列上三个不同位置的光源点，按照图中给定的光源切换方向，这三个光源点依次发光，物体另一侧的探测器接收透射光子实现信号的获取

在圆轨道扇束 CT 中，只有一个 X 射线光源，通过机架的旋转带动这个 X 射线光源到不同的空间位置（如图 2.8中的空间位置点 E、F 和 G）对物体进行发光照射，整个过程中扫描光源和探测器阵列不发生任何相对位移，而是利用扫描装置和物体的相对旋转实现不同角度下投影数据的获取。值得注意的是光源在不同空间位置进行扫描时对应的扫描扇束形状都是相同的，唯一的区别是扫描扇束和物体的空间夹角发生了改变。相较于圆轨道平行束 CT, 圆轨道扇束 CT 去掉了准直器对光源发出射线窄束的限制，提高了光机射线的射线利用率，但是其依然不能避免机架或者物体的旋转，这是限制该装置扫描速度的主要因素。

在直线分布式光源静态 CT 中，存在直线排布的多光源（如图 2.8中位于点 A、B 和 C 处的 X 射线光源），扫描过程中机架的旋转为分布式光源间的快速切换所取代，具有扫描速度快的优势。其中，在一个 X 射线光源进入发光的工作状态时，其余的 X 射线光源处于非工作状态（不发出 X 射线），在物体另一侧的探测器阵列对透射光子进行采集，得到处于发光状态的 X 射线光源对应的扫描数据，就这样所有的 X 射线光源按照光源切换方向依次进入发光的工作状态，当最后一个 X 射线光源结束发光时，物体的扫描过程结束，探测器阵列获得了所有 X 射线光源的扫描数据。可以发现，直线分布式光源静态 CT 对应直线扫描轨迹，每个 X 射线光源发光时投影线都组成一个特殊的扫描扇束，但是不同 X 射线光源对应的扫描扇束的形状是不同的，另外不同 X 射线光源对应的扫描扇束和物体的夹角也是不同的，这会让直线分布式光源静态 CT 获得的投影数据相较于圆轨道平行束或者扇束数据更加复杂。

表 2.1中列出了圆轨道平行束 CT、圆轨道扇束 CT 和直线分布式光源静态 CT 分别对应的扫描细节。同时在图 2.9中，模拟了这三种扫描模式获取的投影，模拟扫描物体分别采用了均匀圆盘和 Shepp-Logan 头模型，其中均匀圆盘对应图 2.9中第一列的投影, Shepp-Logan 对应图 2.9中第二列的投影。图 2.9第一行和第二行的结果分别是圆轨道平行束和扇束在过旋转中心虚拟探测器上的扫描投影，可以发现这两种扫描模式的投影图在形状上很接近，圆轨道平行束投影即为标准的正弦图，而圆轨道扇束在某一方面可以视为变了形的正弦图。图 2.9第三行和第四行分别是直线分布式光源静态 CT 扫描在物理探测器上的投影图 $[r_\beta(l, k)]$ 和在虚

拟探测器上的投影图 $[q_\beta(l,t)]$。对比之后，可以发现直线分布式光源静态 CT 获取的投影图和圆轨道平行束或扇束对应的投影图在形状上有着很大的区别，这在均匀圆盘仿体扫描示例中体现得更加明显。投影图形状存在差异的主要原因是直线分布式光源静态 CT 在物体扫描过程中，扫描光源和探测器阵列存在着相对移动，不同位置处的扫描光源对应的射线束形状发生了改变。

表 2.1　直线分布式光源静态 CT 扫描和其他扫描模式对比

对比项	圆轨道 平行束 CT	圆轨道 扇束 CT	直线分布式光源 静态 CT
光源数量	多个	一个	多个
光源发光策略	多光源同时多次发光	单光源多次发光	多光源不同时单次发光
光源扫描轨迹	圆轨迹	圆轨迹	直线轨迹
扫描实现方式	机架或物体旋转	机架或物体旋转	多光源之间交替出束
扫描射线束形状	平行束	扇束	特殊的扇束
扫描射线束形状 是否发生改变	否	否	是
扫描光源和探测阵列 是否存在相对移动	否	否	是
提升扫描速度的 主要限制因素	机架或物体的转速	机架或物体的转速	光源的切换速度

值得注意的是，直线分布式光源静态 CT 在虚拟探测器上的投影图形状类似于一个"漏斗"，表现为上下宽中间窄，而"漏斗"的顶端和底端对应光源阵列中两侧的光源，"漏斗"的中间部位对应光源阵列中靠近中心的光源，这说明当光源阵列中位于中心的扫描光源工作时，实际经过扫描物体的射线在虚拟探测器阵列上覆盖的范围相对较小，而对于光源阵列上两侧的扫描光源，实际经过扫描物体的射线在虚拟探测器阵列上覆盖的范围相对较大。这条性质对于物理探测器阵列也是成立的，因为实际经过扫描物体的射线在物理探测器阵列上的覆盖范围与在虚拟探测器上的覆盖范围有一个简单的比例关系，并且这个比例关系不随扫描光源位置的变化而改变。

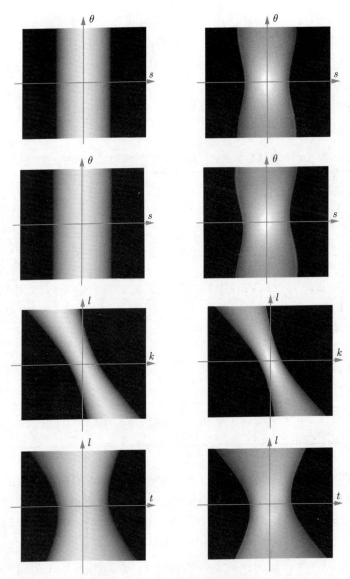

图 2.9　不同扫描模式投影图对比

注：第一列对应均匀圆盘扫描投影，第二列对应 Shepp-Logan 头模型扫描投影。第一行是圆轨道平行束扫描投影图，其中 θ 为扫描角度，s 为过旋转中心虚拟探测器的位置；第二行是圆轨道扇束扫描投影图，其中 θ 为扫描角度，s 为过旋转中心虚拟探测器的位置；第三行和第四行分别是直线分布式光源静态 CT 扫描在物理探测器上的投影图 $[r_\beta(l,k)]$ 和在虚拟探测器上的投影图 $[q_\beta(l,t)]$，这里整体角 β 被设为 0，l、k 和 t 分别代表光源阵列、物理探测器阵列和虚拟探测器阵列的位置。

如图 2.10所示，以半径为 R 的均匀圆盘扫描物体为例对投影图在探测器上的覆盖范围进行分析，其中 $\overline{FG}$ 和 $\overline{MN}$ 分别为实际经过均匀圆盘的射线在虚拟探测器和物理探测器上的覆盖范围，二者的关系如下：

$$\overline{MN} = \frac{D' + D}{D} \cdot \overline{FG} \tag{2-15}$$

由式 (2-15) 可以知道，尽管扫描光源 S 的位置变化会导致 $\overline{MN}$ 和 $\overline{FG}$ 的具体取值发生改变，但是二者的比值一直都是 $\frac{D' + D}{D}$，所以任意给定 $\overline{MN}$ 和 $\overline{FG}$ 中的一个，另一个也随之确定，接下来对 $\overline{FG}$ 和 $\overline{O'S}$（扫描光源到光源阵列中心的距离）的关系进行推导。

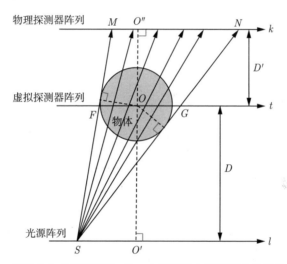

图 2.10　直线分布式光源静态 CT 中投影图在探测器上的覆盖范围分析

注：装置整体角 β 设为 0，扫描物体为一个圆盘，$\overline{MN}$ 和 $\overline{FG}$ 分别表示扫描光源位于图中 S 处时，
实际经过扫描物体的投影线在物理探测器和虚拟探测器上的覆盖长度。

$\overline{FG}$ 可以表示为 $\overline{OF}$ 和 $\overline{OG}$ 的加和（$\overline{FG} = \overline{OF} + \overline{OG}$），当 S 位于光源阵列的负方向即 $l < 0$ 时，$\overline{OF}$ 和 $\overline{O'S}$ 的关系可以表示为

$$\begin{cases} \overline{OF} + D\dfrac{\sqrt{\overline{OF}^2 - R^2}}{R} = \overline{O'S}, & \overline{O'S} \geqslant R \\[4mm] \overline{OF} - D\dfrac{\sqrt{\overline{OF}^2 - R^2}}{R} = \overline{O'S}, & \overline{O'S} < R \end{cases} \tag{2-16}$$

$\overline{OG}$ 和 $\overline{O'S}$ 的关系可以表示为

$$\overline{OG} + \overline{O'S} = D\frac{\sqrt{\overline{OG}^2 - R^2}}{R} \tag{2-17}$$

其中，R 为扫描圆盘半径。当扫描光源位于光源阵列的正方向即 $l \geqslant 0$ 时，$\overline{OF}$ 和 $\overline{OG}$ 与 $\overline{O'S}$ 的对应关系和 $l < 0$ 的情况非常类似，这时 $\overline{OG}$ 与 $\overline{O'S}$ 的关系等效为式 (2-16)，而这时 $\overline{OF}$ 与 $\overline{O'S}$ 的关系等效为式 (2-17)。

在光源阵列到物体中心的距离 D 和扫描圆盘的半径 R 已知的情况下，给定一个扫描光源位置 $\overline{O'S} = |l|$，利用式 (2-16) 和式 (2-17) 的关系可以唯一确定 $\overline{OF}$ 和 $\overline{OG}$ 的取值，进而求出投影在虚拟探测器和物理探测器上的覆盖范围。在图 2.11 中，我们利用一个具体的示例展示了直线分布式光源静态 CT 投影在虚拟探测器上的覆盖范围随着扫描光源偏移距离的变化情况，其中扫描物体是一个半径为 50 mm 的圆盘，光源阵列到扫描物体中心的距离为 150 mm。从图 2.11 中的曲线可以发现，随着扫描光源从光源阵列一侧向另一侧切换时，实际穿过扫描物体的 X 射线在虚拟探测器上的覆盖范围先变小后变大，表现为在光源阵列中心附近较小，在光源阵列两侧较大，这和之前的理论分析相互吻合。

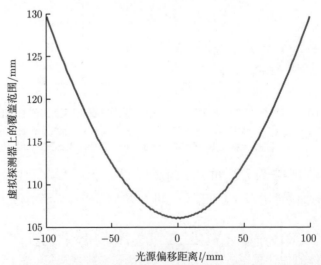

图 2.11　实际经过扫描物体的 X 射线在虚拟探测器上的覆盖范围随着扫描光源偏移距离的变化曲线

2.3　直线分布式光源静态 CT 投影的傅里叶性质

2.3.1　投影傅里叶性质的重要性

　　投影的傅里叶性质一直都是 CT 领域中研究的热点 [51,145,146]，最为经典的是圆轨道平行束扫描的傅里叶切片定理，它建立了投影一维傅里叶变换和图像二维傅里叶变换的联系，是圆轨道平行束滤波反投影重建算法的核心。与圆轨道平行束相比，圆轨道扇束扫描不存在简单形式的傅里叶切片定理，即在某个角度下的投影沿着探测器方向的一维傅里叶变换并不能清晰地给出扫描物体二维傅里叶空间中的某个切片。为了由圆轨道扇束扫描投影等效地获得圆轨道平行束投影在某个角度下的一维傅里叶变换，Zhao 等利用圆轨道平行束和扇束投影在空间中的联系，首先在扇束扫描中找到和平行束扫描每一条投影线相对应的投影线，然后在平行束投影一维傅里叶变换的过程中用对应的扇束投影线的值进行替换。由于平行束扫描在某个扫描角度下包含的所有投影线会对应扇束扫描所有扫描角度下的不同投影线，所以平行束投影在某个角度下的一维傅里叶变换过程可以转换为计算扇束扫描投影在每个角度下对该平行束投影产生的贡献值的加和，按照这一流程可以等效地获取平行束投影在所有角度下的一维傅里叶变换，最后根据圆轨道平行束投影的傅里叶切片定理获得图像二维傅里叶空间中的离散采样点，这一方法会涉及投影上的插值操作 [147]。

　　对圆轨道平行束投影在探测器方向和扫描角度方向上进行二维傅里叶变换后，发现投影图的二维傅里叶空间存在一个空的"双楔形"区域，即在这个区域内对应频率的响应为 0，同时这个区域的大小与扫描物体的径向范围成比例 [148,149]。受到该现象启发，Mazin 等在对圆轨道扇束投影进行二维傅里叶变换后，利用贝塞尔函数进行近似，在扇束投影中也获得了类似的性质 [146]。这个有趣的傅里叶性质的一个潜在应用场景是感兴趣区域迭代重建算法，迭代重建算法的一般步骤是首先通过正投影操作获得物体的估计投影数据，再计算测量投影数据和估计投影数据的偏差，然后将该偏差反投影到图像域对图像进行更新，然而需要更新的图像像素数量影响着迭代重建算法的计算复杂度。尽管在感兴趣区域重建问题中，我们只关注感兴趣区域的物体，但是整个物体的所有像素都需要被预测更新才能获得准确的投影数据估计值，所以在传统的迭代算法中计算复杂度并不会因感兴趣重建区域的变小而减少。这里可以利用刚刚提到的投影二维傅里叶空间中存在的零频域"双楔形"区域大小和扫描物体径向长度的关系，去除投影中和感兴趣区域无关的部分，这样在迭代重建算法中只需要更新预测感兴趣区域即可，大大降低了算法复杂度。

CT 图像重建本质上是一个信号处理的过程，从 CT 投影信号的处理变换到最后的 CT 数字图像，而在这个过程中对 CT 投影信号傅里叶性质的研究十分重要，一方面这为 CT 图像解析重建算法奠定了理论基础，另一方面也给现有的 CT 图像重建算法提供了新的改进思路来适应各种不同的应用场合。

2.3.2 直线分布式光源静态 CT 的傅里叶切片定理

之前章节中已经介绍了直线分布式光源静态 CT 投影的获取过程，而本节将关注点聚焦于该投影的傅里叶性质研究，从投影的定义出发，为投影数据和扫描物体在傅里叶空间中搭建一个联系的桥梁，并为之后章节中的直线分布式光源静态 CT 解析重建算法提供理论基础。

根据图 2.6（b）中所示的整体角为 β 的一段直线分布式光源静态 CT 系统的成像几何，投影 $q_\beta(l,t)$ 可以由扫描物体 $f(x,y)$ 表示为

$$q_\beta(l,t) = \int_{-\infty}^{+\infty}\int_{-\infty}^{+\infty} f(x,y)\delta(x\cos\theta + y\sin\theta - s)\mathrm{d}x\mathrm{d}y \qquad (2\text{-}18)$$

其中，l 和 t 分别代表直线分布式光源静态 CT 扫描中光源阵列和虚拟探测器阵列的位置；而 θ 和 s 分别对应常规圆轨道平行束扫描中扫描角度和探测器的位置。通过几何关系可以分别将 θ 和 s 用 l 和 t 写为

$$\begin{cases} \theta = \arctan\left(\dfrac{l-t}{D}\right) - \beta \\ s = \dfrac{tD}{\sqrt{(l-t)^2 + D^2}} \end{cases} \qquad (2\text{-}19)$$

将式 (2-19) 代入式 (2-18) 中，$q_\beta(l,t)$ 可以进一步表达为

$$q_\beta(l,t) = \int_{-\infty}^{+\infty} \int_{-\infty}^{+\infty} f(x,y) \cdot \delta \left[\frac{x\sin\beta + y\cos\beta + D}{\sqrt{(l-t)^2 + D^2}} \cdot \right.$$

$$\left. \left(\frac{(x\cos\beta - y\sin\beta)D + (x\sin\beta + y\cos\beta)l}{x\sin\beta + y\cos\beta + D} - t \right) \right] \mathrm{d}x\mathrm{d}y \quad (2\text{-}20)$$

式 (2-20) 中的 $\delta(\cdot)$ 为狄拉克函数，具有放缩性质如下：

$$\delta(ax) = \frac{1}{|a|}\delta(x) \quad (2\text{-}21)$$

利用式 (2-21) 中狄拉克函数的放缩性，式 (2-20) 可以简化为

$$q_\beta(l,t) = \int_{-\infty}^{+\infty} \int_{-\infty}^{+\infty} \frac{\sqrt{(l-t)^2 + D^2}}{x\sin\beta + y\cos\beta + D} f(x,y) \cdot$$

$$\delta\left(\frac{(x\cos\beta - y\sin\beta)D + (x\sin\beta + y\cos\beta)l}{x\sin\beta + y\cos\beta + D} - t \right) \mathrm{d}x\mathrm{d}y \quad (2\text{-}22)$$

式 (2-22) 给出了投影 $q_\beta(l,t)$ 基于扫描物体 $f(x,y)$ 的最终定义表达式。接下来将从式 (2-22) 出发推导投影数据和扫描物体在频域内的联系，联想有关圆轨道平行束投影傅里叶切片定理的推导过程[1]，可以采取类似的思路直接对投影 $q_\beta(l,t)$ 沿着探测器方向做一维傅里叶变换进而得到频域中投影和物体的联系。对 $q_\beta(l,t)$ 沿着 t 方向做一维傅里叶变换如下：

$$\int_{-\infty}^{+\infty} q_\beta(l,t)\mathrm{e}^{-\mathrm{j}2\pi\xi t}\mathrm{d}t = \int_{-\infty}^{+\infty} \int_{-\infty}^{+\infty} \frac{1}{x\sin\beta + y\cos\beta + D} f(x,y)\mathrm{d}x\mathrm{d}y \cdot$$

$$\int_{-\infty}^{+\infty} \sqrt{(l-t)^2 + D^2}\,\delta\left(t' - t \right) \mathrm{e}^{-\mathrm{j}2\pi\xi t}\mathrm{d}t$$

$$= \int_{-\infty}^{+\infty} \int_{-\infty}^{+\infty} \frac{\sqrt{(l-t')^2 + D^2}}{x\sin\beta + y\cos\beta + D} f(x,y)\mathrm{e}^{-\mathrm{j}2\pi\xi t'}\mathrm{d}x\mathrm{d}y$$

$$(2\text{-}23)$$

其中，

$$t' = \frac{(x\cos\beta - y\sin\beta)D + (x\sin\beta + y\cos\beta)l}{x\sin\beta + y\cos\beta + D} \quad (2\text{-}24)$$

式 (2-23) 的等号右边为一个复杂函数的二维积分，在指数项 $\mathrm{e}^{-\mathrm{j}2\pi\xi t'}$ 中，积分变量 x 和 y 同时位于分式的上下两部分且很难拆分，同时物体函数

$f(x, y)$ 需要乘以与 x 和 y 有关的因子，所以很难直接由式 (2-23) 清晰地获得投影和扫描物体或者和扫描物体相关的其他物体在傅里叶空间中的联系。

再回到式 (2-22) 的等号右侧，仔细观察投影 $q_\beta(l, t)$ 的定义。可发现 l 和 t 存在卷绕项 $\sqrt{(l-t)^2 + D^2}$，同时物体函数 $f(x, y)$ 存在值的变动项 $\dfrac{1}{x \sin\beta + y \cos\beta + D}$，这两项的存在是让投影 $q_\beta(l, t)$ 和物体 $f(x, y)$ 间的联系无法进一步简化的主要阻碍。观察到这一点后，为了消除 l 和 t 的卷绕项，引入了投影几何加权操作，得到了几何加权投影 $(q_\beta)_{\mathrm{w}}(l, t)$：

$$(q_\beta)_{\mathrm{w}}(l, t) = \frac{D}{\sqrt{(l-t)^2 + D^2}} q_\beta(l, t) \tag{2-25}$$

这里，$(q_\beta)_{\mathrm{w}}(l, t)$ 相当于对 $q_\beta(l, t)$ 进行了加权处理（没有插值的操作），同时加权因子 $\dfrac{D}{\sqrt{(l-t)^2 + D^2}}$ 有着明确的几何意义，其代表探测器与光源阵列中心连线和 $q_\beta(l, t)$ 对应的投影线夹角的余弦值，这也是称 $(q_\beta)_{\mathrm{w}}(l, t)$ 为"几何加权投影"的原因。

为了消除物体函数值变动项的影响，又引入了物体变形操作，得到了变形物体 $g_\beta(u, v)$，它和 $f(x, y)$ 的关系如下：

$$g_\beta(u, v) = \left.\frac{(x \sin\beta + y \cos\beta + D)^2}{D^2} f(x, y)\right|_{x = \frac{D(u \cos\beta + v \sin\beta)}{D - v},\ y = \frac{D(v \cos\beta - u \sin\beta)}{D - v}} \tag{2-26}$$

式 (2-26) 定义了从原始物体 $f(x, y)$ 到变形物体 $g_\beta(u, v)$ 的转换公式，由该公式也可以导出从变形物体 $g_\beta(u, v)$ 到原始物体 $f(x, y)$ 的反向转换过程如下：

$$f(x, y) = \left.\frac{(D - v)^2}{D^2} g_\beta(u, v)\right|_{u = \frac{D(x \cos\beta - y \sin\beta)}{x \sin\beta + y \cos\beta + D},\ v = \frac{D(x \sin\beta + y \cos\beta)}{x \sin\beta + y \cos\beta + D}} \tag{2-27}$$

式 (2-26) 和式 (2-27) 一同给出了两个物体间的映射关系，一旦其中一个物体确定，另一个物体便可以利用这个映射关系获得。

下面将采用以上提出的几何加权投影 $(q_\beta)_{\mathrm{w}}(l, t)$ 和变形物体 $g_\beta(u, v)$ 对式 (2-22) 进行化简，并进一步导出投影和物体在傅里叶空间中的关系。

观察式 (2-26) 中原始物体坐标 (x, y) 和变形物体坐标 (u, v) 间的关系，可以写出从 (u, v) 到 (x, y) 坐标变换的雅可比矩阵如下：

$$\frac{\partial(x, y)}{\partial(u, v)} = \begin{bmatrix} \dfrac{D \cos \beta}{D - v} & \dfrac{D^2 \sin \beta + Du \cos \beta}{(D - v)^2} \\ \dfrac{-D \sin \beta}{D - v} & \dfrac{D^2 \cos \beta - Du \sin \beta}{(D - v)^2} \end{bmatrix} \tag{2-28}$$

所以根据式 (2-28)，可以将 (x, y) 和 (u, v) 两组坐标系的微分关系写为

$$\mathrm{d}x\mathrm{d}y = \frac{D^3}{(D - v)^3} \mathrm{d}u\mathrm{d}v \tag{2-29}$$

回到式 (2-22) 中，将等号左侧的 $q_\beta(l, t)$ 用 $(q_\beta)_\mathrm{w}(l, t)$ 替换，将等号右侧的 $f(x, y)$ 用 $g_\beta(u, v)$ 替换，同时利用坐标系 (x, y) 和 (u, v) 间的转换和微分关系，将 (x, y) 和 $\mathrm{d}x\mathrm{d}y$ 完全替换，最终得到几何加权投影 $(q_\beta)_\mathrm{w}(l, t)$ 和变形物体 $g_\beta(u, v)$ 的关系为

$$(q_\beta)_\mathrm{w}(l, t) = \int_{-\infty}^{+\infty} \int_{-\infty}^{+\infty} g_\beta(u, v) \delta\left(u + v\frac{l}{D} - t\right) \mathrm{d}u\mathrm{d}v \tag{2-30}$$

至此，通过引入几何加权投影和变形物体，将式 (2-22) 中投影 $q_\beta(l, t)$ 和原始物体 $f(x, y)$ 之间特别复杂的关系巧妙转换为式 (2-30) 中几何加权投影 $(q_\beta)_\mathrm{w}(l, t)$ 和变形物体 $g_\beta(u, v)$ 之间简洁的联系。进一步，可以从式 (2-30) 发现以下关系：

1）对于几何加权投影中固定一点 (l_0, t_0)，变形物体中只有满足 $u + v\dfrac{l_0}{D} - t_0 = 0$ 这个条件的点 (u, v) 才会对几何加权投影 $(q_\beta)_\mathrm{w}(l_0, t_0)$ 产生贡献，而其他的点不会对该几何加权投影点产生贡献。

2）对于变形物体中固定一点 (u_0, v_0)，受到 $g_\beta(u_0, v_0)$ 贡献的几何加权投影点 (l, t) 会集中在一条直线上，该直线段的表达式为 $t = \dfrac{v_0}{D}l + u_0$。

上述关系 2）与之前提到的圆轨道平行束投影有着很大的区别。因为受到扫描物体中固定一点贡献的平行束投影点会集中在一条正弦曲线上，而这里引入的几何加权投影点会集中在一条直线上，这也是直线分布式光源静态 CT 扫描方式的特殊之处。

根据傅里叶变换的定义，几何加权投影 $(q_\beta)_\mathrm{w}(l, t)$ 沿着探测器 t 方向的一维傅里叶变换 $(\hat{q}_\beta)_\mathrm{w}$ 可以写为

$$(\hat{q}_\beta)_{\mathrm{w}}(l,\xi) = \int_{-\infty}^{+\infty} (q_\beta)_{\mathrm{w}}(l,t)\mathrm{e}^{-\mathrm{j}2\pi\xi t}\mathrm{d}t \tag{2-31}$$

根据式 (2-30)，将式 (2-31) 中的 $(q_\beta)_{\mathrm{w}}$ 用 $g_\beta(u,v)$ 替换：

$$\begin{aligned}
(\hat{q}_\beta)_{\mathrm{w}}(l,\xi) &= \int_{-\infty}^{+\infty}\int_{-\infty}^{+\infty} g_\beta(u,v)\mathrm{d}u\mathrm{d}v \int_{-\infty}^{+\infty} \delta\left(u + v\frac{l}{D} - t\right)\mathrm{e}^{-\mathrm{j}2\pi\xi t}\mathrm{d}t \\
&= \int_{-\infty}^{+\infty}\int_{-\infty}^{+\infty} g_\beta(u,v)\mathrm{e}^{-\mathrm{j}2\pi\xi\left(u+v\frac{l}{D}\right)}\mathrm{d}u\mathrm{d}v
\end{aligned} \tag{2-32}$$

根据图像二维傅里叶变换的定义，变形物体 $g_\beta(u,v)$ 的二维傅里叶变换 $\hat{g}_\beta(\xi_1,\xi_2)$ 用 $g_\beta(u,v)$ 写为

$$\hat{g}_\beta(\xi_1,\xi_2) = \int_{-\infty}^{+\infty}\int_{-\infty}^{+\infty} g_\beta(u,v)\mathrm{e}^{-\mathrm{j}2\pi(u\xi_1+v\xi_2)}\mathrm{d}u\mathrm{d}v \tag{2-33}$$

结合式 (2-32) 和式 (2-33)，可以得到：

$$\hat{g}_\beta\left(\xi, \frac{l}{D}\xi\right) = (\hat{q}_\beta)_{\mathrm{w}}(l,\xi) \tag{2-34}$$

式 (2-34) 描述了傅里叶空间中变形物体和几何加权投影的关系：从某一光源位置 l 处获得的几何加权投影沿着探测器方向 t 的一维傅里叶变换给出了变形物体二维傅里叶空间 $\hat{g}_\beta(\xi_1,\xi_2)$ 中的一个切片，该切片与坐标轴 ξ_1 的夹角为 $\arctan\dfrac{l}{D}$。本书将该关系称作"直线分布式光源静态 CT 的傅里叶切片定理"。

图 2.12 展示了推导出的直线分布式光源静态 CT 的傅里叶切片定理，它和经典的圆轨道平行束傅里叶切片定理有着很大的不同，因为式 (2-22) 中复杂的投影定义很难直接化简得到投影和图像的简洁表达式，而获得二者在傅里叶空间中的联系则更加复杂。为了解决这个问题，我们引入了几何加权投影和变形物体，通过一系列推导后发现几何加权投影与变形物体在傅里叶空间中存在着十分简单的关系。经典的圆轨道平行束傅里叶切片定理在平行束和扇束重建算法中有着极其重要的地位，同样地，这里提出的直线分布式光源静态 CT 的傅里叶切片定理对于直线分布式光源静态 CT 这一新型成像模式有着十分重要的意义，它建立了该新型

静态 CT 投影数据和被扫描物体在频域中的映射关系，这为之后章节图像重建算法的推导奠定了理论基础，并且对于投影数据采样形式的理解与分析、系统的设计与优化有着重要指导意义。

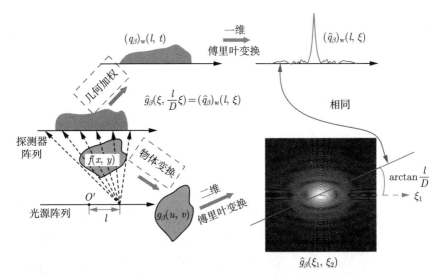

图 2.12　直线分布式光源静态 CT 的傅里叶切片定理

2.4　实验验证与分析

本节将利用数值仿真实验对得到的直线分布式光源静态 CT 傅里叶切片定理进行验证。

在数值仿真实验中，直线分布式光源静态 CT 扫描参数的设置如表 2.2 所示。分别对均匀圆盘仿体和 Shepp-Logan 头模型进行模拟扫描，并利用式 (2-25) 得到几何加权投影 $(q_\beta)_\mathrm{w}(l,t)$，接着对 $(q_\beta)_\mathrm{w}(l,t)$ 沿着 t 做一维傅里叶变换得到 $(\hat{q}_\beta)_\mathrm{w}(l,\xi)$。另外，因数值仿真实验中扫描物体函数 $f(x,y)$ 是已知的，可以利用式 (2-26) 中的物体变换关系由扫描物体 $f(x,y)$ 获得变形物体 $g_\beta(u,v)$，然后对 $g_\beta(u,v)$ 进行二维傅里叶变换得到变形物体的二维傅里叶空间 $\hat{g}_\beta(\xi_1,\xi_2)$。

图 2.13 和图 2.14 分别展示了均匀圆盘仿体和 Shepp-Logan 头模型对应的几何加权投影一维傅里叶空间和变形物体二维傅里叶空间，为了

验证式 (2-34) 中给出的 $\hat{g}_\beta(\xi_1, \xi_2)$ 和 $(\hat{q}_\beta)_w(l, \xi)$ 之间的关系，首先选取扫描光源的位置 l_0，找到几何加权投影一维傅里叶空间中对应 l_0 的切片 $(\hat{q}_\beta)_w(l_0, \xi)$ 和变形物体二维傅里叶空间中与轴 ξ_1 夹角为 $\arctan\dfrac{l_0}{D}$ 的切

表 2.2　数值仿真实验的成像几何参数

参数	取值
整体角 β	0
光源阵列到探测器阵列的距离	500 mm
光源阵列到物体中心的距离	360 mm
光源阵列的长度	1000 mm
光源阵列上相邻光源的间距	0.5 mm
探测器阵列的长度	1000 mm
探测器阵列上相邻光源的间距	0.5 mm

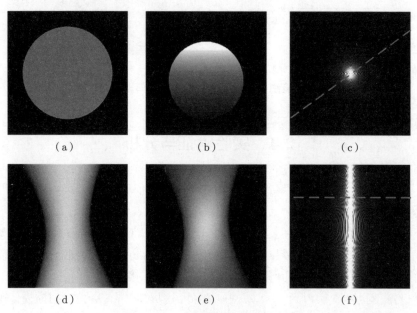

图 2.13　均匀圆盘仿体扫描结果

（a）均匀圆盘离散模型 $f(x, y)$；（b）变形物体 $g_\beta(u, v)$；（c）变形物体的二维傅里叶空间 $\hat{g}_\beta(\xi_1, \xi_2)$；（d）投影 $q_\beta(l, t)$；（e）几何加权投影 $(q_\beta)_w(l, t)$；（f）几何加权投影一维傅里叶变换 $(\hat{q}_\beta)_w(l, \xi)$

注：为了更好地展示频域的变化，这里（c）和（f）显示的为振幅对数缩放后的结果，即 $\ln(振幅+1)$。

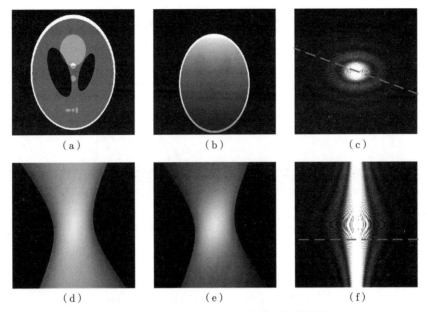

图 2.14 Shepp-Logan 头模型扫描结果

（a）Shepp-Logan 头模型离散模型 $f(x,y)$；（b）变形物体 $g_\beta(u,v)$；（c）变形物体的二维傅里叶空间 $\hat{g}_\beta(\xi_1,\xi_2)$；（d）扫描投影 $q_\beta(l,t)$；（e）几何加权投影 $(q_\beta)_\mathrm{w}(l,t)$；（f）几何加权投影一维傅里叶变换 $(\hat{q}_\beta)_\mathrm{w}(l,\xi)$

注：为了更好地展示频域的变化，这里（c）和（f）显示的为振幅对数缩放后的结果，
即 $\ln($振幅 $+1)$。

片 $\hat{g}_\beta\left(\xi,\dfrac{l_0}{D}\xi\right)$，最后验证 $(\hat{q}_\beta)_\mathrm{w}(l_0,\xi)$ 和 $\hat{g}_\beta\left(\xi,\dfrac{l_0}{D}\xi\right)$ 是否相等。这里均匀圆盘仿体和 Shepp-Logan 头模型选取不同的 l_0，对于这两个仿体，切片 $(\hat{q}_\beta)_\mathrm{w}(l_0,\xi)$ 的具体位置分别如图 2.13（f）和图 2.14（f）中的虚线所示，而切片 $\hat{g}_\beta\left(\xi,\dfrac{l_0}{D}\xi\right)$ 的具体位置分别如图 2.13（c）和图 2.14（c）中的虚线所示。图 2.15画出了 $(\hat{q}_\beta)_\mathrm{w}(l_0,\xi)$ 和 $\hat{g}_\beta\left(\xi,\dfrac{l_0}{D}\xi\right)$ 随着 ξ 的变化曲线，在均匀圆盘仿体和 Shepp-Logan 头模型两个不同的实验中，这两条曲线都基本重合，验证了 $\hat{g}_\beta\left(\xi,\dfrac{l}{D}\xi\right)=(\hat{q}_\beta)_\mathrm{w}(l,\xi)$ 的关系，说明了推导出的直线分布式光源静态 CT 傅里叶切片定理的正确性。

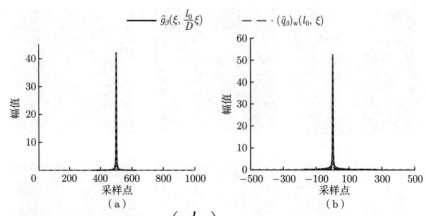

图 2.15 不同仿体扫描中 $\hat{g}_\beta\left(\xi, \frac{l_0}{D}\xi\right)$ 和 $(\hat{q}_\beta)_{\mathrm{w}}(l_0, \xi)$ 函数值与采样点的关系

（a）均匀圆盘仿体实验，其中切片 $\hat{g}_\beta\left(\xi, \frac{l_0}{D}\xi\right)$ 和 $(\hat{q}_\beta)_{\mathrm{w}}(l_0, \xi)$ 的位置分别对应图 2.13（c）和图 2.13（f）中的虚线；（b）Shepp-Logan 头模型实验，其中切片 $\hat{g}_\beta\left(\xi, \frac{l_0}{D}\xi\right)$ 和 $(\hat{q}_\beta)_{\mathrm{w}}(l_0, \xi)$ 的位置分别对应图 2.14（c）和图 2.14（f）中的虚线

2.5　讨论与总结

本章首先介绍了 CT 成像基础，包括 X 射线与物质的相互作用和扫描投影与物体重建的联系，之后深入研究了直线分布式光源静态 CT（SLCT）这一新型断层扫描成像模式。SLCT 采用直线分布式光源阵列和线性探测器阵列，在数据采集过程中，扫描物体位于光源阵列与探测器阵列之间，光源阵列上的光源点高速交替出束，物体另一侧的探测器阵列进行信号的采集，整个过程中不需要光源或者物体的旋转即可实现物体在不同角度下的扫描。

区别于传统的圆轨道平行束扫描和扇束扫描，SLCT 扫描是一种新型的扫描模式，其投影图具有特殊的形状。在研究了 SLCT 投影的具体定义之后，可以发现 SLCT 投影图类似一个"漏斗"，表现为上下宽中间窄，"漏斗"的顶端和底端对应光源阵列两侧的光源，"漏斗"的中间部位对应光源阵列中靠近中心位置的光源。由于 SLCT 投影定义公式中存在光源偏移位置和探测器偏移位置的卷绕项和物体函数值的变化项，无法直接通过对投影沿着探测器方向的一维傅里叶变换得到傅里叶空间中投影和物体的联系。观察到这一点后，本章创新地引入了投影几何加权和物体变形，通过一系列推导后发现，从某一光源位置处获得的几何加权投影沿着探测器方向的一维傅里叶变换给出了变形物体二维傅里叶空间中的一个切片，我们将这一重要的性质称作"直线分布式光源静态 CT 的傅里叶切片定理"，它建立了投影和物体在频域中的映射关系，为之后章节中图像重建算法的推导奠定了理论基础，对投影数据采集形式的理解与分析、系统的设计与优化有着重要的指导意义。最后通过数值仿真实验验证了直线分布式光源静态 CT 傅里叶切片定理的正确性。

第 3 章　滤波反投影重建方法

滤波反投影（filtered back projection，FBP）重建算法是最常用的 CT 成像算法，它具有实施简单、灵活方便等特点。本章首先推导出直线分布式光源静态 CT 的直接滤波反投影重建公式，在理想状态下，当光源阵列和探测器阵列为无限长时，利用推导出的滤波反投影重建公式可以实现物体的精确重建，同时该方法也被拓展到了三维重建场景。考虑到实际应用中光源阵列和探测器阵列有长度的限制，本章提出了两段直线分布式光源静态 CT 的扫描模式，并利用冗余数据加权策略来处理投影数据的冗余问题，实现了投影数据的最大化利用。

3.1　算 法 推 导

在理想状态下，当光源阵列和探测器阵列都为无限长时，一段直线分布式光源静态 CT 的滤波反投影重建公式可以写为

$$f(x,y) = \frac{D}{(y\cos\beta + x\sin\beta + D)^2} \int_{-\infty}^{+\infty} Q_\beta(l, t'_\beta)\mathrm{d}l \tag{3-1}$$

其中，

$$Q_\beta(l, t'_\beta) = \int_{-\infty}^{+\infty} \frac{D}{\sqrt{D^2 + (l-t)^2}} q_\beta(l,t)h(t'_\beta - t)\mathrm{d}t \tag{3-2}$$

$$t'_\beta = \frac{(x\cos\beta - y\sin\beta)D + (y\cos\beta + x\sin\beta)l}{y\cos\beta + x\sin\beta + D} \tag{3-3}$$

$h(t)$ 为频域中斜坡函数 $|\xi|$ 的傅里叶逆变换，即

$$h(t) = \int_{-\infty}^{+\infty} |\xi|\mathrm{e}^{\mathrm{j}2\pi\xi t}\mathrm{d}\xi \tag{3-4}$$

$Q_\beta(l, t'_\beta)$ 可以视为滤波后的投影；式 (3-1) 中关于 l 的积分可以等效地看成反投影过程；而 t'_β 代表当光源阵列上位置 l 处的光源扫描发光时，穿过物体中点 (x, y) 的投影线在等效探测器上的采样位置。

接下来将从两种不同的思路出发给出式 (3-1) 中滤波反投影重建公式的推导过程：第一种思路是基于在第 2 章中提出的直线分布式光源静态 CT 的傅里叶切片定理；第二种思路是利用坐标变换从圆轨道平行束滤波反投影重建公式中导出。

3.1.1　从直线分布式光源静态 CT 的傅里叶切片定理出发

回顾第 2 章中式 (2-34) 给出的直线分布式光源静态 CT 的傅里叶切片定理，它描述了投影在傅里叶空间中的特殊性质，即几何加权投影 $(q_\beta)_{\mathrm{w}}(l, t)$ 沿着 t 方向的一维傅里叶变换给出了变形物体 $g_\beta(u, v)$ 二维傅里叶空间中的一个切片，这里再次写出这条重要的性质：

$$\hat{g}_\beta\left(\xi, \frac{l}{D}\xi\right) = (\hat{q}_\beta)_{\mathrm{w}}(l, \xi) \tag{3-5}$$

其中，$\hat{g}_\beta(\xi_1, \xi_2)$ 和 $(\hat{q}_\beta)_{\mathrm{w}}(l, \xi)$ 分别为变形物体的二维傅里叶变换和几何加权投影的一维傅里叶变换。

根据图像二维傅里叶逆变换的定义，$g_\beta(u, v)$ 可以用 $\hat{g}_\beta(\xi_1, \xi_2)$ 表示为

$$g_\beta(u, v) = \int_{-\infty}^{+\infty} \int_{-\infty}^{+\infty} \hat{g}_\beta(\xi_1, \xi_2) e^{\mathrm{j}2\pi(\xi_1 u + \xi_2 v)} \mathrm{d}\xi_1 \mathrm{d}\xi_2 \tag{3-6}$$

这里为了把式 (3-6) 中的 $\hat{g}_\beta$ 用 $\hat{q}_\beta$ 替换，可以令

$$\begin{cases} \xi_1 = \xi \\ \xi_2 = \dfrac{l}{D}\xi \end{cases} \tag{3-7}$$

并利用雅可比行列式得到 $\mathrm{d}\xi_1 \mathrm{d}\xi_2 = \dfrac{|\xi|}{D}\mathrm{d}\xi\mathrm{d}l$。将式 (3-7) 和偏导数乘积的关系代入式 (3-6) 中，$g_\beta(u, v)$ 可以进一步表示为

$$\begin{aligned} g_\beta(u, v) &= \int_{-\infty}^{+\infty} \int_{-\infty}^{+\infty} \frac{1}{D}\hat{g}_\beta\left(\xi, \frac{l}{D}\xi\right) |\xi| e^{\mathrm{j}2\pi\xi\left(u + \frac{l}{D}v\right)} \mathrm{d}\xi\mathrm{d}l \\ &= \int_{-\infty}^{+\infty} \int_{-\infty}^{+\infty} \frac{1}{D}(\hat{q}_\beta)_{\mathrm{w}}(l, \xi) |\xi| e^{\mathrm{j}2\pi\xi\left(u + \frac{l}{D}v\right)} \mathrm{d}\xi\mathrm{d}l \end{aligned} \tag{3-8}$$

根据卷积定理可知，频域内的乘积对应空域内的卷积，所以式 (3-8) 中的内层积分可以通过几何加权投影与式 (3-4) 定义的滤波函数 $h(t)$ 的卷积实现：

$$g_\beta(u,v) = \int_{-\infty}^{+\infty} \int_{-\infty}^{+\infty} \frac{1}{D}(q_\beta)_{\mathrm{w}}(l,t)h\left(u + \frac{l}{D}v - t\right) \mathrm{d}t\mathrm{d}l \tag{3-9}$$

式 (3-9) 是从几何加权投影到变形物体的滤波反投影重建公式，利用式 (2-26) 和式 (2-27) 建立的扫描物体 $f(x,y)$ 和变形物体的映射关系可知，$f(x,y)$ 可以用 $g_\beta(u,v)$ 表示为

$$f(x,y) = \frac{D^2}{\left(x\sin\beta + y\cos\beta + D\right)^2} \cdot$$
$$g_\beta\left(\frac{D\left(x\cos\beta - y\sin\beta\right)}{x\sin\beta + y\cos\beta + D}, \frac{D\left(x\sin\beta + y\cos\beta\right)}{x\sin\beta + y\cos\beta + D}\right) \tag{3-10}$$

结合式 (3-9) 中变形物体的重建公式，同时利用几何加权投影和投影的关系 $(q_\beta)_{\mathrm{w}}(l,t) = \dfrac{D}{\sqrt{(l-t)^2 + D^2}}q_\beta(l,t)$，最后得到物体 $f(x,y)$ 从投影 $q_\beta(l,t)$ 的重建公式为

$$f(x,y) = \frac{D}{\left(x\sin\beta + y\cos\beta + D\right)^2} \int_{-\infty}^{+\infty} \int_{-\infty}^{+\infty} \frac{D}{\sqrt{(l-t)^2 + D^2}}q_\beta(l,t) \cdot$$
$$h\left(\frac{(x\cos\beta - y\sin\beta)D + (y\cos\beta + x\sin\beta)l}{y\cos\beta + x\sin\beta + D} - t\right) \mathrm{d}t\mathrm{d}l \tag{3-11}$$

以上从直线分布式光源静态 CT 的傅里叶切片定理出发，推导出了直线分布式光源静态 CT 的直接滤波反投影重建公式。

3.1.2　从圆轨道平行束重建公式出发

对于经典的圆轨道平行束扫描而言，可以由圆轨道平行束扫描投影 $p(\theta,s)$ 直接重建出物体 $f(x,y)$[150]：

$$f(x,y) = \int_{-\infty}^{+\infty} \int_{-\infty}^{+\infty} p(\theta,s)h(x\cos\theta + y\sin\theta - s)\mathrm{d}s\mathrm{d}\theta \tag{3-12}$$

根据图 2.6(b) 中的成像几何，圆轨道平行束投影 $p(\theta,s)$ 与直线分布式光源静态 CT 投影 $q_\beta(l,t)$ 存在的对应关系如下：

$$q_\beta(l,t) = p(\theta,s)\Big|_{\theta=\arctan(\frac{l-t}{D})-\beta,\ s=\frac{tD}{\sqrt{(l-t)^2+D^2}}} \tag{3-13}$$

从直线分布式光源静态 CT 投影坐标 (l,t) 到圆轨道平行束扫描投影坐标 (θ,s) 变换的雅可比矩阵为

$$\frac{\partial(\theta,s)}{\partial(l,t)} = \begin{bmatrix} \dfrac{D}{D^2+(l-t)^2} & -\dfrac{D}{D^2+(l-t)^2} \\ -\dfrac{tD(l-t)}{[D^2+(l-t)^2]^{\frac{3}{2}}} & \dfrac{D\,[D^2+(l-t)^2]+tD(l-t)}{[D^2+(l-t)^2]^{\frac{3}{2}}} \end{bmatrix} \tag{3-14}$$

所以 (θ,s) 与 (l,t) 之间的微分关系可以写为

$$\mathrm{d}\theta\mathrm{d}s = \frac{D^2}{[D^2+(l-t)^2]^{\frac{3}{2}}}\mathrm{d}l\mathrm{d}t \tag{3-15}$$

将式 (3-13) 和式 (3-15) 一同代入式 (3-12) 中，$f(x,y)$ 可以用 $q_\beta(l,t)$ 表示为

$$\begin{aligned} f(x,y) &= \int_{-\infty}^{+\infty}\int_{-\infty}^{+\infty} \frac{D^2}{[D^2+(l-t)^2]^{\frac{3}{2}}} q_\beta(l,t)\cdot h\left(x\frac{D\cos\beta+(l-t)\sin\beta}{\sqrt{D^2+(l-t)^2}}+\right.\\ &\quad \left. y\frac{(l-t)\cos\beta-D\sin\beta}{\sqrt{D^2+(l-t)^2}} - \frac{tD}{\sqrt{D^2+(l-t)^2}}\right)\mathrm{d}t\mathrm{d}l \\ &= \int_{-\infty}^{+\infty}\int_{-\infty}^{+\infty} \frac{D^2}{[D^2+(l-t)^2]^{\frac{3}{2}}} q_\beta(l,t)\cdot h\left(\frac{D+y\cos\beta+x\sin\beta}{\sqrt{D^2+(l-t)^2}}\cdot\right.\\ &\quad \left.\left(\frac{(x\cos\beta-y\sin\beta)D+(y\cos\beta+x\sin\beta)l}{D+y\cos\beta+x\sin\beta}-t\right)\right)\mathrm{d}t\mathrm{d}l \end{aligned} \tag{3-16}$$

根据式 (3-4) 中 $h(t)$ 的定义有

$$h(at) = \int_{-\infty}^{+\infty} |\xi|\mathrm{e}^{\mathrm{j}2\pi\xi at}\mathrm{d}\xi \tag{3-17}$$

令 $\xi = w/a$，并利用 $\mathrm{d}\xi = \dfrac{1}{a}\mathrm{d}w$，当 $a>0$ 时，$h(at)$ 可以进一步写为

$$h(at) = \int_{-\infty}^{+\infty} \frac{1}{a^2}|w|\mathrm{e}^{\mathrm{j}2\pi wt}\mathrm{d}w = \frac{1}{a^2}h(t) \tag{3-18}$$

利用 $h(at)$ 与 $h(t)$ 的联系, 式 (3-16) 可以化简为

$$
\begin{aligned}
f(x,y) &= \int_{-\infty}^{+\infty} \int_{-\infty}^{+\infty} \frac{D^2}{[D^2 + (l-t)^2]^{\frac{3}{2}}} q_\beta(l,t) \cdot \frac{D^2 + (l-t)^2}{(D + y\cos\beta + x\sin\beta)^2} \cdot \\
&\quad h\left(\frac{(x\cos\beta - y\sin\beta)D + (y\cos\beta + x\sin\beta)l}{D + y\cos\beta + x\sin\beta} - t \right) \mathrm{d}t\mathrm{d}l \\
&= \frac{D}{(x\sin\beta + y\cos\beta + D)^2} \int_{-\infty}^{+\infty} \int_{-\infty}^{+\infty} \frac{D}{\sqrt{(l-t)^2 + D^2}} q_\beta(l,t) \cdot \\
&\quad h\left(\frac{(x\cos\beta - y\sin\beta)D + (y\cos\beta + x\sin\beta)l}{y\cos\beta + x\sin\beta + D} - t \right) \mathrm{d}t\mathrm{d}l \quad (3\text{-}19)
\end{aligned}
$$

从圆轨道平行束扫描的滤波反投影重建公式出发, 利用平行束投影和直线分布式光源静态 CT 投影之间的坐标变换关系, 推导出了直线分布式光源静态 CT 的直接滤波反投影重建公式, 并且这个重建公式和 3.1.1 节中基于直线分布式光源静态 CT 傅里叶切片定理得到的结果是相同的。一方面, 这进一步验证了第 2 章提出的傅里叶切片定理的正确性; 另一方面, 也说明了所建立的傅里叶切片定理在直线分布式光源静态 CT 重建方法中的理论价值和意义。

3.2　两段直线分布式光源静态 CT 扫描模式

当光源阵列和探测器阵列都为无限长时, 利用 3.1 节推导出的直接滤波反投影重建式 (3-1) 仅从一段直线分布式光源静态 CT 扫描投影中就可以实现物体的精确重建, 但是在实际应用中, 光源阵列和探测器阵列都是有限长度的, 所以式 (3-1) 要修改为

$$
\begin{aligned}
f(x,y) &= \frac{D}{(x\sin\beta + y\cos\beta + D)^2} \int_{-l_m}^{+l_m} \int_{-t_m}^{+t_m} \frac{D}{\sqrt{(l-t)^2 + D^2}} \cdot \\
&\quad q_\beta(l,t) h\left(t'_\beta - t \right) \mathrm{d}t\mathrm{d}l
\end{aligned}
\quad (3\text{-}20)
$$

其中, l_m 和 t_m 分别为光源阵列和探测器阵列的半长度。这时由于数据的缺失, 仅从一段直线分布式光源静态 CT 扫描投影并不能得到物体的

精确重建图像，需要利用至少两段具有不同整体角 β 的直线分布式光源静态 CT 扫描才能获取足够的投影数据。这样在多段扫描中，最终的物体重建结果可以通过每一段扫描由式 (3-20) 获得的重建图像的加和得到，但是要注意不同整体角 β 扫描段对应的投影数据之间存在数据冗余的问题，这时每一段扫描重建前要先对投影进行冗余加权处理，所以多段扫描对应的最终重建公式可以写为

$$f(x,y) = \sum_\beta f_\beta(x,y)$$

$$= \sum_\beta \frac{D}{(x\sin\beta + y\cos\beta + D)^2} \int_{-l_m}^{+l_m} \int_{-t_m}^{+t_m} \frac{D}{\sqrt{(l-t)^2 + D^2}} \cdot$$

$$W_\beta(l,t) q_\beta(l,t) h\left(t'_\beta - t\right) \mathrm{d}t\mathrm{d}l \tag{3-21}$$

其中，$W_\beta(l,t)$ 是整体角为 β 的直线分布式光源静态 CT 扫描投影对应的冗余权重。

这里引入两段直线分布式光源静态 CT 扫描（dual-SLCT），如图 3.1所示，该扫描模式包含两段相互独立的直线分布式光源静态 CT 扫描，其中第一段扫描的整体角和第二段扫描的整体角相差 90°，在空间上表现为第一段扫描的光源阵列与第二段扫描的光源阵列相互垂直，两段扫描一同为最后物体的重建提供投影。令第一段、第二段 SLCT 扫描对应的整体角 β 分别为 0° 和 90°，其中，第一段 SLCT 扫描负责为物体中所有点提供至少从 $-\frac{\pi}{4} \sim +\frac{\pi}{4}$ 的 90° 投影数据；而第二段 SLCT 扫描负责为物体中所有点提供至少从 $-\frac{3\pi}{4} \sim -\frac{\pi}{4}$ 的 90° 投影数据，这样能够保证物体中每个点的投影线都能至少有 180° 的覆盖范围，即 $-\frac{3\pi}{4} \sim +\frac{\pi}{4}$。由式 (3-21) 可知，两段直线分布式光源静态 CT 扫描模式对应的滤波反投影重建公式可以写为

$$f(x,y) = f_{\mathrm{I}} + f_{\mathrm{II}} \tag{3-22}$$

考虑到两段扫描之间存在投影数据冗余问题，f_{I} 和 f_{II} 分别是两段扫描投影在冗余数据加权处理后的重建图像，具体为

$$f_{\mathrm{I}} = \frac{D}{(y+D)^2} \int_{-l_m}^{+l_m} \int_{-t_m}^{+t_m} \frac{D}{\sqrt{(l_1-t_1)^2 + D^2}} \cdot$$

$$W_{\text{red}_\text{I}}(l_1, t_1)q_\text{I}(l_1, t_1)h\left(t_1' - t_1\right)\mathrm{d}t_1\mathrm{d}l_1 \tag{3-23}$$

$$f_\text{II} = \frac{D}{(x+D)^2}\int_{-l_m}^{+l_m}\int_{-t_m}^{+t_m}\frac{D}{\sqrt{(l_2-t_2)^2+D^2}}\cdot$$

$$W_{\text{red}_\text{II}}(l_2, t_2)q_\text{II}(l_2, t_2)h\left(t_2' - t_2\right)\mathrm{d}t_2\mathrm{d}l_2 \tag{3-24}$$

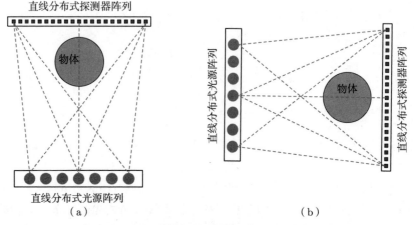

图 3.1　两段直线分布式光源静态 CT 扫描模式

(a) 第一段直线分布式光源静态 CT 扫描（整体角 β 为 0）；(b) 第二段直线分布式
光源静态 CT 扫描（整体角 β 为 $\frac{\pi}{2}$）

这里，W_{red_I} 和 W_{red_II} 分别为第一段 SLCT 扫描投影 $q_\text{I}(l_1, t_1)$ 和第二段 SLCT 扫描投影 $q_\text{II}(l_2, t_2)$ 对应的冗余数据处理权重，其具体形式将在后续内容中介绍；t_1' 和 t_2' 分别代表第一段和第二段扫描中等效探测器阵列上的采样位置：

$$\begin{cases} t_1' = \dfrac{xD}{y+D} + \dfrac{yl_1}{y+D} \\[2mm] t_2' = -\dfrac{yD}{x+D} + \dfrac{xl_2}{x+D} \end{cases} \tag{3-25}$$

以上已经推导出了适用于直线分布式光源静态 CT 的采用了冗余数据处理权重的 FBP 方法，将该方法记作 "LW-FBP"，作为对比，将不采用冗余数据处理权重的 FBP 方法记作 "L-FBP"（直接将冗余数据处理权重设为 1，忽略数据冗余问题）。

3.3 冗余数据处理的权重策略

投影数据冗余是 CT 扫描成像中经常会遇到的问题，其中一个比较典型的例子是圆轨道扇束短扫描，它利用 180° 加上扇角的扫描角度得到所有物体重建点的完备投影数据，但是这时在扇束短扫描中会出现部分重建点对应的扫描角度范围超过 180° 的情况，并且不同重建点的具体扫描角度范围也是不同的，如果直接用传统的滤波反投影方法对扇束短扫描获取的投影数据进行重建，会出现重建值不准确的现象并引入严重的重建伪影，这就需要对冗余的投影数据进行加权处理，扇束短扫描中比较常用的冗余数据处理权重是"Parker-Weights"[48,151]。

两段直线分布式光源静态 CT 作为多段扫描的一种特殊模式，能够为扫描物体提供完备的投影数据，即保证通过扫描物体中每个像素点的投影线都至少有 180° 的角度覆盖范围。此时投影数据冗余的问题会出现，第一段扫描投影 q_{I} 和第二段扫描投影 q_{II} 之间存在相互重叠的区域，为了能够利用推导出的滤波反投影重建公式进行物体图像的重建并利用到所有的投影数据，需要对冗余投影数据进行加权处理，这两段投影的冗余数据处理权重分别对应式 (3-23) 和式 (3-24) 中的 $W_{\mathrm{red_I}}$ 和 $W_{\mathrm{red_{II}}}$。接下来将对 dual-SLCT 扫描中冗余数据出现的具体区域进行深入分析，并基于此给出冗余数据处理权重的具体形式。

3.3.1 冗余数据分析

确定投影数据中冗余数据出现的位置及其对应的重叠区域是冗余数据处理权重策略的关键所在，而 dual-SLCT 扫描模式中的数据冗余情况相较于圆轨道扇束短扫描而言更加复杂，不仅包含投影的镜像重叠还包含投影的复制重叠，首先对这两种投影的重叠方式进行说明：

1）镜像重叠：如果两条投影线在拉东空间中对应的扫描角度 θ 相差 180°，同时对应的探测器位置 s 值相同而符号相反，那么称这两条投影线对应的投影相互"镜像重叠"。

2）复制重叠：如果两条投影线在拉东空间中对应的扫描角度 θ 相等，同时对应的探测器位置 s 也相等，那么称这两条投影线对应的投影相互

"复制重叠"。

令 (θ_1, s_1) 代表第一段扫描投影 $q_{\mathrm{I}}(l_1, t_1)$ 在拉东空间中对应的扫描角度和探测器位置，(θ_2, s_2) 代表第二段扫描投影 $q_{\mathrm{II}}(l_2, t_2)$ 在拉东空间中对应的扫描角度和探测器位置。根据直线分布式光源静态 CT 投影的定义，可以分别写出 (θ_1, s_1) 和 (θ_2, s_2) 与 (l_1, t_1) 和 (l_2, t_2) 的对应关系如下：

$$\begin{cases} \theta_1 = \arctan\left(\dfrac{l_1 - t_1}{D}\right), \ s_1 = \dfrac{t_1 D}{\sqrt{D^2 + (l_1 - t_1)^2}} \\[3mm] \theta_2 = \arctan\left(\dfrac{l_2 - t_2}{D}\right) - \dfrac{\pi}{2}, \ s_2 = \dfrac{t_2 D}{\sqrt{D^2 + (l_2 - t_2)^2}} \end{cases} \tag{3-26}$$

根据式 (3-26) 中的关系，可以将第一段和第二段扫描对应的投影线分别映射到拉东空间中，得到两段扫描投影在拉东空间中的排布形式如图 3.2所示。

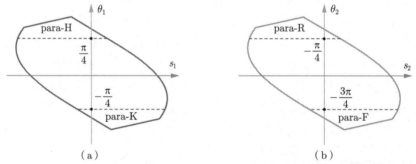

（a）　　　　　　　　　　　　　（b）

图 3.2　　**两段直线分布式光源静态 CT 扫描投影分别映射到拉东空间后的数据排布**
（a）第一段扫描投影在拉东空间中的数据排布形式，其中 para-H 和 para-K 为冗余数据出现的区域；（b）第二段扫描投影在拉东空间中的数据排布形式，其中 para-R 和
para-F 为冗余数据出现的区域

第一段扫描投影负责提供 $-\dfrac{\pi}{4} \sim +\dfrac{\pi}{4}$ 扫描角度范围内的投影数据，而第二段扫描投影负责提供 $-\dfrac{3\pi}{4} \sim -\dfrac{\pi}{4}$ 扫描角度范围内的投影数据，所以在第一段投影对应的拉东空间中，para-H 和 para-K 为冗余数据出现的区域；类似地，在第二段扫描投影对应的拉东空间中，para-R 和 para-F 为冗余数据出现的区域。下面需要确定这些冗余数据在真实投影空间中对应的区域以及与其相互重叠的区域。

　　图 3.3展示了两段直线分布式光源静态 CT 扫描模式中投影的冗余和重叠情况,其中第一段投影中冗余数据区域为 H 和 K,分别对应图 3.2所示拉东空间中的区域 para-H 和 para-K,而第二段投影中冗余数据区域为 F 和 R,分别对应图 3.2所示拉东空间中的区域 para-F 和 para-R。一段扫描投影中的冗余数据区域会和另一段投影中的非冗余数据区域投影相互重叠,即 H、K_1、K_2、F、R_1、R_2 分别和区域 H'、K_1'、K_2'、F'、R_1'、R_2' 相互重叠。具体地,H 和 H' 以及 F 和 F' 为镜像重叠,而 R_1 和 R_1'、R_2 和 R_2'、K_1 和 K_1' 以及 K_2 和 K_2' 为复制重叠。由于 R_1' 和 K_1' 都位于有效的扫描区域之外,所以 R_1 和 K_1 可以等效地视作非冗余数据区域。

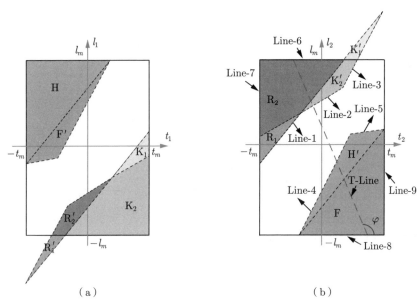

（a）　　　　　　　　　　　　（b）

图 3.3　两段直线分布式光源静态 CT 扫描模式中投影数据冗余分析
(前附彩图)

（a）第一段扫描投影图；（b）第二段扫描投影图

注:在第一段扫描投影图中,区域 H、K_1、K_2 为冗余数据区域,在第二段扫描投影图中,区域 F、R_1、R_2 为冗余数据区域。两段投影之间存在相互重叠,冗余区域 H、K_1、K_2、F、R_1、R_2 分别和区域 H'、K_1'、K_2'、F'、R_1'、R_2' 相互重叠。将区域 K_1 和 K_2 的组合记为 K,区域 R_1 和 R_2 的组合记为 R,区域 K_1' 和 K_2' 的组合记为 K',区域 R_1' 和 R_2' 的组合记为 R'。

　　根据式 (3-26) 中的第一段投影到拉东空间的变换关系,以及冗余数据在拉东空间和真实投影空间中的对应关系,可以写出区域 H 和 K 的表达式分别如下:

$$
区域\ \text{H:}\ (l_1, t_1)
\begin{cases}
l_1 - t_1 \geqslant D \\
-l_m \leqslant l_1 \leqslant l_m \\
-t_m \leqslant t_1 \leqslant t_m
\end{cases}
\tag{3-27}
$$

$$
区域\ \text{K:}\ (l_1, t_1)
\begin{cases}
l_1 - t_1 \leqslant -D \\
-l_m \leqslant l_1 \leqslant l_m \\
-t_m \leqslant t_1 \leqslant t_m
\end{cases}
\tag{3-28}
$$

同样地，第二段投影中的冗余数据区域 R 和 F 也可以表达为

$$
区域\ \text{R:}\ (l_2, t_2)
\begin{cases}
l_2 - t_2 \geqslant D \\
-l_m \leqslant l_2 \leqslant l_m \\
-t_m \leqslant t_2 \leqslant t_m
\end{cases}
\tag{3-29}
$$

$$
区域\ \text{F:}\ (l_2, t_2)
\begin{cases}
l_2 - t_2 \leqslant -D \\
-l_m \leqslant l_2 \leqslant l_m \\
-t_m \leqslant t_2 \leqslant t_m
\end{cases}
\tag{3-30}
$$

以上已经确定了两段投影中冗余数据的区域，下面将计算和各个冗余数据区域相互重叠的区域。根据镜像重叠的定义，如果一条来自第一段扫描的投影线 (l_1, t_1) 和另一条来自第二段扫描的投影线 (l_2, t_2) 镜像重叠，那么这两条射线在拉东空间中扫描角度和探测器位置的映射 (θ_1, s_1) 和 (θ_2, s_2) 将满足以下条件：

$$
\theta_1 = \theta_2 + \pi, \ s_1 = -s_2
\tag{3-31}
$$

利用式 (3-26)，式 (3-31) 可以转换为

$$
\begin{cases}
\arctan\left(\dfrac{l_1 - t_1}{D}\right) = \arctan\left(\dfrac{l_2 - t_2}{D}\right) + \dfrac{\pi}{2} \\[3mm]
\dfrac{t_1 D}{\sqrt{D^2 + (l_1 - t_1)^2}} = \dfrac{-t_2 D}{\sqrt{D^2 + (l_2 - t_2)^2}}
\end{cases}
\tag{3-32}
$$

由于第二段投影中的区域 H′ 和第一段投影中的区域 H 镜像重叠，利用式 (3-32)，可以得到区域 H′ 的表达式：

$$
区域 \text{H}': (l_2, t_2) \begin{cases} l_2 = \dfrac{-(D + t_1)D}{l_1 - t_1} \\[3mm] t_2 = \dfrac{-t_1 D}{l_1 - t_1} \\[3mm] (l_1, t_1) \in \text{H} \end{cases} \tag{3-33}
$$

同样地，由于第一段投影中的区域 F′ 和第二段投影中的区域 F 镜像重叠，所以区域 F′ 的表达式为

$$
区域 \text{F}': (l_1, t_1) \begin{cases} l_1 = \dfrac{(t_2 - D)D}{l_2 - t_2} \\[3mm] t_1 = \dfrac{t_2 D}{l_2 - t_2} \\[3mm] (l_2, t_2) \in \text{F} \end{cases} \tag{3-34}
$$

接下来考虑复制重叠的区域，根据复制重叠的定义可以知道，如果一条来自第一段扫描的投影线 (l_1, t_1) 和另一条来自第二段扫描的投影线 (l_2, t_2) 复制重叠，那么这两条射线在拉东空间中扫描角度和探测器位置的映射 (θ_1, s_1) 和 (θ_2, s_2) 将满足以下条件：

$$
\theta_1 = \theta_2, \; s_1 = s_2 \tag{3-35}
$$

利用式 (3-26)，式 (3-35) 可以转换为

$$
\begin{cases} \arctan\left(\dfrac{l_1 - t_1}{D}\right) = \arctan\left(\dfrac{l_2 - t_2}{D}\right) - \dfrac{\pi}{2} \\[3mm] \dfrac{t_1 D}{\sqrt{D^2 + (l_1 - t_1)^2}} = \dfrac{t_2 D}{\sqrt{D^2 + (l_2 - t_2)^2}} \end{cases} \tag{3-36}
$$

由于第二段投影中的区域 K′ 和第一段投影中的区域 K 复制重叠，利用式 (3-36)，可以得到区域 K′ 的表达式：

$$
区域 \text{K}': (l_2, t_2) \begin{cases} l_2 = \dfrac{-(D + t_1)D}{l_1 - t_1} \\[3mm] t_2 = \dfrac{-t_1 D}{l_1 - t_1} \\[3mm] (l_1, t_1) \in \text{K} \end{cases} \tag{3-37}
$$

同理，由于第一段投影中的区域 R' 和第二段投影中的区域 R 复制重叠，所以区域 R' 的表达式为

$$
\text{区域 } R': (l_1, t_1) \begin{cases} l_1 = \dfrac{(t_2 - D)D}{l_2 - t_2} \\[2mm] t_1 = \dfrac{t_2 D}{l_2 - t_2} \\[2mm] (l_2, t_2) \in R \end{cases} \tag{3-38}
$$

如图 3.3所示，区域 R'_1 位于区域 R' 中但是不能同时满足条件 $|l_1| \leqslant l_m$ 和 $|t_1| \leqslant t_m$，而区域 R'_2 位于区域 R' 中但是满足以上条件。利用式 (3-38) 中区域 R' 和 R 的关系，可以获得区域 R'_1 和 R'_2 分别在 R 中对应重叠的区域 R_1 和 R_2。类似地，K'_1、K'_2、K_1 和 K_2 等区域的具体位置也随之确定。

至此，两段直线分布式光源静态 CT 扫描中的冗余数据区域 H、K_1、K_2、R_1、R_2 和 F 以及它们分别对应的重叠区域 H'、K_1'、K_2'、R_1'、R_2' 和 F' 已经完成定义。有趣的是，从式 (3-33)、式 (3-34)、式 (3-37) 和式 (3-38) 中发现，两段扫描投影中投影线的镜像重叠和复制重叠可以统一写为以下形式：

$$
q_{\mathrm{I}}(l_1, t_1) = q_{\mathrm{II}}(l_2, t_2) \begin{cases} l_2 = \dfrac{-(D + t_1)D}{l_1 - t_1} \\[2mm] t_2 = \dfrac{-t_1 D}{l_1 - t_1} \end{cases}, \quad (l_1, t_1) \in [H, F', R'_1, R'_2, K_1, K_2]
$$
$$
\tag{3-39}
$$

或者

$$
q_{\mathrm{II}}(l_2, t_2) = q_{\mathrm{I}}(l_1, t_1) \begin{cases} l_1 = \dfrac{(t_2 - D)D}{l_2 - t_2} \\[2mm] t_1 = \dfrac{t_2 D}{l_2 - t_2} \end{cases}, \quad (l_2, t_2) \in [H', F, R_1, R_2, K'_1, K'_2]
$$
$$
\tag{3-40}
$$

式 (3-39) 和式 (3-40) 给出了两段直线分布式光源静态 CT 扫描中两条互相重叠投影线之间的数学关系，为了进一步形象地展示数据冗余情况，图 3.4描述了相互重叠的两条投影线在扫描空间中的具体位置，其中

$S_1(l_1, t_1)$ 是来自第一段扫描的投影线，而 $S_2(l_2, t_2)$ 是来自第二段扫描的投影线。

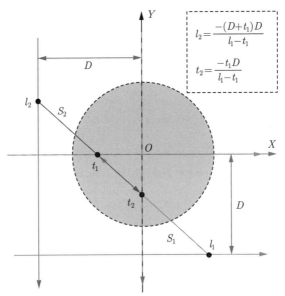

$$l_2 = \frac{-(D+t_1)D}{l_1 - t_1}$$

$$t_2 = \frac{-t_1 D}{l_1 - t_1}$$

图 3.4　两段直线分布式光源静态 **CT** 扫描中相互重叠的投影线在扫描空间中的
　　　　具体位置

3.3.2　冗余数据处理权重

　　3.3.1 节推导出了投影中冗余数据区域和它们对应的重叠区域之间的数学关系，下面利用该关系给出用于处理冗余投影数据的权重因子 $W_{\mathrm{red_I}}$ 和 $W_{\mathrm{red_{II}}}$，二者分别对应于第一段扫描投影 q_{I} 和第二段扫描投影 q_{II}。为了使投影数据在冗余加权之后可以直接用之前章节推导出的滤波反投影重建方法进行重建，冗余投影数据处理权重策略应该满足以下条件：

　　1）保证物体中的每一点都正好等效有 180° 的投影角度覆盖范围；

　　2）对于物体中的任意一个点，在每个投影角度上，有且仅有一条等效投影线穿过该点；

　　3）权重因子 $W_{\mathrm{red_I}}$ 和 $W_{\mathrm{red_{II}}}$ 是连续变化的。

在给出 $W_{\mathrm{red_I}}$ 和 $W_{\mathrm{red_{II}}}$ 的具体形式之前，为了方便叙述需引入一些辅助线段，如图 3.3（b）所示，Line-1、Line-2、Line-3、Line-4 和 Line-5 是分割发生投影重叠区域和未发生重叠区域的分界线，Line-6、Line-7、Line-8

和 Line-9 是有效扫描范围的边界线。T-Line 是第二段扫描图投影斜率为 $\tan\varphi$ 的直线，将其斜率记作 $S_{\text{T-Line}}$。这里需要注意的是，对于第二段扫描投影中的区域 R_1，由于它在第一段扫描投影中对应的重叠区域 R_1' 在有效扫描范围之外，所以区域 R_1 也可以等效地看作是未发生数据冗余的区域；同理，第一段扫描投影的区域 K_1 也可以等效地看作是未发生数据冗余的区域。总结一下，这两段扫描投影中的投影重叠区域和非投影重叠区域分别如下：

第一段扫描投影，$-l_m \leqslant l_1 \leqslant +l_m$，$-t_m \leqslant t_1 \leqslant +t_m$：

$$\begin{cases} \text{投影重叠区域：} (l_1, t_1) \in [\mathrm{H}, \ \mathrm{K}_2, \ \mathrm{F}', \ \mathrm{R}_2'] \\ \text{非投影重叠区域：} (l_1, t_1) \notin [\mathrm{H}, \ \mathrm{K}_2, \ \mathrm{F}', \ \mathrm{R}_2'] \end{cases}$$

第二段扫描投影，$-l_m \leqslant l_2 \leqslant +l_m$，$-t_m \leqslant t_2 \leqslant +t_m$：

$$\begin{cases} \text{投影重叠区域：} (l_2, t_2) \in [\mathrm{H}', \ \mathrm{K}_2', \ \mathrm{F}, \ \mathrm{R}_2] \\ \text{非投影重叠区域：} (l_2, t_2) \notin [\mathrm{H}', \ \mathrm{K}_2', \ \mathrm{F}, \ \mathrm{R}_2] \end{cases}$$

为了满足条件 1) 和条件 2)，需要在不发生投影重叠的区域上令冗余权重的值为 1，而在发生投影重叠的区域上令两段投影的冗余权重之和为 1；为了满足条件 3)，需要冗余权重在发生投影重叠区域和未发生投影重叠区域的交界处是连续变化的。下面给出一种满足以上条件的冗余数据处理的权重策略，其中 $W_{\text{red}_{\text{I}}}$ 和 $W_{\text{red}_{\text{II}}}$ 的具体表达式如下：

$$W_{\text{red}_{\text{II}}}(l_2, t_2)$$

$$= \begin{cases} 1, & (l_2, t_2) \notin [\mathrm{H}', \mathrm{K}_2', \mathrm{F}, \mathrm{R}_2] \\ \mathrm{fs}\left(\dfrac{\min\left(\text{dis}_{p-4}, \text{dis}_{p-5}\right)}{\min\left(\text{dis}_{p-8}, \text{dis}_{p-9}\right) + \min\left(\text{dis}_{p-4}, \text{dis}_{p-5}\right)}\right), & (l_2, t_2) \in [\mathrm{H}', \mathrm{F}] \\ \mathrm{fs}\left(\dfrac{\min\left(\text{dis}_{p-2}, \text{dis}_{p-3}\right)}{\min\left(\text{dis}_{p-6}, \text{dis}_{p-7}\right) + \min\left(\text{dis}_{p-2}, \text{dis}_{p-3}\right)}\right), & (l_2, t_2) \in [\mathrm{K}_2', \mathrm{R}_2] \end{cases}$$

$$(3\text{-}41)$$

$$W_{\text{red}_{\text{I}}}(l_1, t_1)$$

$$= \begin{cases} 1, & (l_1, t_1) \notin [\mathrm{H}, \ \mathrm{K}_2, \ \mathrm{F}', \ \mathrm{R}_2'] \\ 1 - W_{\text{red}_{\text{II}}}\left(-\dfrac{(D+t_1)D}{l_1 - t_1}, \ -\dfrac{t_1 D}{l_1 - t_1}\right), & (l_1, t_1) \in [\mathrm{H}, \ \mathrm{K}_2, \ \mathrm{F}', \ \mathrm{R}_2'] \end{cases}$$

$$(3\text{-}42)$$

其中，dis_{p-n} 代表从第二段扫描投影中一点 (l_2, t_2) 沿着 T-Line 方向到直线段 Line-n 上的距离；而 $\text{fs}(\cdot)$ 为一连续变化的单调递减函数：

$$\text{fs}(x) = \begin{cases} 1, & x \leqslant 0 \\ \dfrac{1 + \sin((0.5 - x)\pi)}{2}, & 0 < x < 1 \\ 0, & x \geqslant 1 \end{cases} \tag{3-43}$$

为了计算第二段扫描投影重叠区域中一点 (l_2, t_2) 对应的权重因子 $W_{\text{red}_{\text{II}}}$ 的具体取值，需要首先确定该点所处的投影重叠区域。如果该点 $(l_2, t_2) \in [\text{R}_2, \text{K}_2']$，则计算该点沿着 T-Line 方向到直线段 Line-2 和 Line-3 的距离 dis_{p-2} 和 dis_{p-3}，然后用两者中的最小值比上经过该点的 T-Line 在投影重叠区域 $[\text{R}_2, \text{K}_2']$ 上扫过的距离得到距离比 $\text{ratio}_{\text{dis}}$，最后用连续函数 $\text{fs}(\cdot)$ 对该比值进行平滑处理后得到 $W_{\text{red}_{\text{II}}}(l_2, t_2)$；如果该点 $(l_2, t_2) \in [\text{H}', \text{F}]$，则计算该点沿着 T-Line 方向到直线段 Line-4 和 Line-5 的距离 dis_{p-4} 和 dis_{p-5}，然后用两者中的最小值比上经过该点的 T-Line 在投影重叠区域 $[\text{H}', \text{F}]$ 上扫过的距离得到距离比 $\text{ratio}_{\text{dis}}$，最后用连续函数 $\text{fs}(\cdot)$ 对该比值进行平滑处理后得到 $W_{\text{red}_{\text{II}}}(l_2, t_2)$。可以发现，由于 $\text{fs}(\cdot)$ 是单调递减函数，所以距离比 $\text{ratio}_{\text{dis}}$ 越小，计算得到的 $W_{\text{red}_{\text{II}}}$ 越大，在发生投影重叠的区域和未发生投影重叠的区域的交界处，$\text{ratio}_{\text{dis}} = 0$ 使得 $W_{\text{red}_{\text{II}}}$ 为 1，这让 $W_{\text{red}_{\text{II}}}$ 满足了在区域交界处连续变化的条件。第二段扫描投影冗余数据权重 $W_{\text{red}_{\text{II}}}$ 定义好之后，即可以利用式 (3-42) 计算得到第一段扫描投影对应的冗余权重因子 $W_{\text{red}_{\text{I}}}$。这里需要强调的一点是，T-Line 的斜率 $S_{\text{T-Line}}$ 是权重因子的渐变方向，不同的 $S_{\text{T-Line}}$ 会对应一组不同的冗余权重。

本书将式 (3-41) 和式 (3-42) 中的 $W_{\text{red}_{\text{II}}}$ 和 $W_{\text{red}_{\text{II}}}$ 称为 "SLCT 冗余权重"，即为在 LW-FBP 重建式 (3-23) 和式 (3-24) 中使用的冗余数据处理权重。

为了更加形象地描述冗余数据处理权重策略在 LW-FBP 方法中发挥作用的过程，图 3.5 展示了 Shepp-Logan 头模型在应用 LW-FBP 方法重建时涉及的投影数据处理流程：$r_{\text{I}}(l_1, k_1)$ 和 $r_{\text{II}}(l_2, k_2)$ 分别是 dual-SLCT 扫描对应的两段扫描投影，通过数据预处理获得虚拟等效探测器上的投

影 $q_{\mathrm{I}}(l_1, t_1)$ 和 $q_{\mathrm{II}}(l_2, t_2)$，这里需要注意的一点是，从 $r_\beta(l, t)$ 得到 $q_\beta(l, k)$ 的过程不需要插值操作，因为物理探测器上的采样点可以直接映射到虚拟等效探测器上而射线路径不需要改变；接下来，将 $q_{\mathrm{I}}(l_1, t_1)$ 和 $q_{\mathrm{II}}(l_2, t_2)$ 分别乘以对应的冗余权重 $W_{\mathrm{red_I}}(l_1, t_1)$ 和 $W_{\mathrm{red_{II}}}(l_2, t_2)$ 进行冗余数据处理得到最后用于滤波反投影重建的投影。

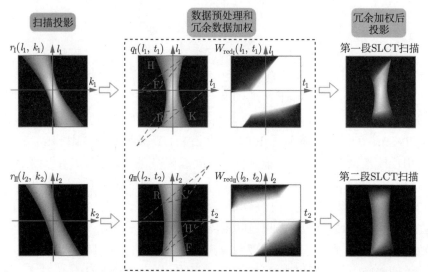

图 3.5 两段直线分布式光源静态 CT 扫描模式下 Shepp-Logan 头模型的投影数据处理流程（前附彩图）

3.4 滤波反投影重建方法的三维拓展

3.1 节已经给出了直线分布式光源静态 CT 二维滤波反投影重建方法的推导过程，本节将讨论当线阵列探测器拓展为二维探测器矩阵时的物体重建问题，并把提出的二维滤波反投影重建方法拓展成三维滤波反投影重建方法。注意，这时扫描物体和 SLCT 扫描段在 Z 方向上不存在相对位移。

将三维投影记作 $q_\beta(l, t, z)$，它对应整体角 β，光源阵列坐标 l，等效探测器矩阵坐标 (t, z)。如图 3.6所示，$A(x, y, z)$ 为物体中一点，它在 $Z = 0$ 平面内的投影点为 E，考虑一条穿过点 A 的投影线 SJ，该投影线分别与线性光源阵列和二维等效探测矩阵相交于点 S 和 J，其中点 S 在二维等效探测器矩阵上的投影点为 F，点 J 在 $Z = 0$ 平面上的投影为点 C。在平面 SFC 和 SCJ 中，根据 $\overline{EM}//\overline{CF}$ 和 $\overline{AE}//\overline{JC}$，可以得到

$$\frac{\overline{JC}}{\overline{AE}} = \frac{\overline{SC}}{\overline{SE}} = \frac{\overline{SF}}{\overline{SM}} \tag{3-44}$$

同时根据几何关系，$\overline{SM}$ 可以写为

$$\overline{SM} = D + x\sin\beta + y\cos\beta \tag{3-45}$$

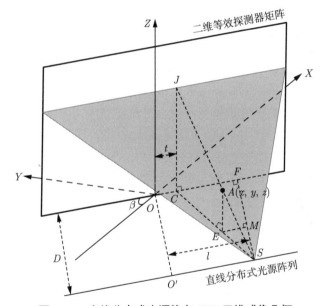

图 3.6　直线分布式光源静态 CT 三维成像几何

利用 $\overline{SF} = D$ 和 $\overline{AE} = z$，并结合式 (3-44) 和式 (3-45)，得到 $\overline{JC}$ 的表达式为

$$\overline{JC} = \frac{zD}{D + x\sin\beta + y\cos\beta} \tag{3-46}$$

进一步，从光源单元 S 到探测器单元 J 的距离可以写为

$$\overline{SJ} = \sqrt{D^2 + (l - t)^2 + \left(\frac{zD}{D + x\sin\beta + y\cos\beta}\right)^2} \tag{3-47}$$

综上，通过点 $A(x,y,z)$ 的投影线 SJ 对应的投影具体为 $q_\beta\left(l,t,\dfrac{zD}{D+x\sin\beta+y\cos\beta}\right)$。

参考式 (3-20) 中推导的二维滤波反投影重建公式，三维物体重建公式可以写为

$$f(x,y) = \frac{D}{(x\sin\beta+y\cos\beta+D)^2}\int_{-l_m}^{+l_m}\int_{-t_m}^{+t_m}\frac{D}{\sqrt{(l-t)^2+D^2+z_\beta'^2}}\cdot$$

$$q_\beta(l,t,z_\beta')h\left(t_\beta'-t\right)\mathrm{d}t\mathrm{d}l \tag{3-48}$$

其中，$z_\beta' = \dfrac{zD}{D+x\sin\beta+y\cos\beta}$。

同样地，类似于二维物体重建情况，由于线性光源阵列是有限长度的，三维物体重建也需要利用多段整体角不同的扫描来提供更多的投影数据进而避免有限角度重建的问题，之前提到的两段直线分布式光源静态 CT 扫描模式也适用于此，同时也需要对投影进行冗余数据加权处理，这里将该重建方法称为"3D LW-FBP 方法"。

观察式 (3-48) 可以发现，对于物体中位于中心平面 $Z=0$ 上的点会有 $z_\beta'=0$，这时三维的重建公式会退化为二维重建公式，因此可以由两段直线分布式光源静态 CT 扫描获得这些点准确的重建值。对于不在平面 $Z=0$ 上的点，一般情况下会出现不同切片间物体混叠、重建值偏低等现象，但是当被扫描物体在 Z 方向上均匀时，即使不位于平面 $Z=0$ 上的点也能利用这里提出的三维重建公式获得准确的重建结果。这是因为，对应较大 z_β' 值的投影会被一个较小的权重因子 $\dfrac{D}{\sqrt{D^2+(l-t)^2+z_\beta'^2}}$ 缩放，这时可以等效地认为该投影是从平面 $Z=0$ 上获得的，所以当扫描物体 Z 方向均匀时有以下关系：

$$\frac{D}{\sqrt{D^2+(l-t)^2+z_\beta'^2}}q_\beta(l,t,z_\beta') = \frac{D}{\sqrt{D^2+(l-t)^2}}q_\beta(l,t,0) \tag{3-49}$$

3.5　实验验证与分析

为了验证本书提出的直线分布式光源静态 CT 的直接滤波反投影重建方法，本节模拟了两段直线分布式光源静态 CT 扫描，对应的数值模拟实验参数如表 3.1所示，分布式光源阵列的长度为 1000 mm，光源为等间距排列，相邻光源单元之间的间距为 0.5 mm，第一段扫描和第二段扫描对应的整体角 β 分别为 0 和 $\frac{\pi}{2}$，2D SLCT 扫描和 3D SLCT 扫描分别为二维物体扫描和三维物体扫描情况，分别采用一维线性探测器阵列和二维探测器矩阵。

表 3.1　　dual-SLCT 扫描数值模拟实验参数

类别	参数	数值
几何	光源到探测器的距离	500 mm
	光源到物体中心的距离	360 mm
	光源阵列长度	1000 mm
	光源单元之间的间距	0.5 mm
	第一段 SLCT 扫描的整体角 β	0
	第二段 SLCT 扫描的整体角 β	$\frac{\pi}{2}$
2D SLCT	探测器单元数量	2000
	探测器单元间距	0.5 mm
3D SLCT	探测器单元数量	320 (行)×2000(列)
	探测器单元间距	0.5 mm(行)×0.5 mm(列)

3.5.1　仿体图像重建

对二维低对比度 Shepp-Logan 头模型进行 dual-SLCT 模拟扫描，该模型如图 3.7所示，同时模型参数的具体定义如附录 A.1 所示，这里模拟的模型整体大小为 184.32 mm×184.32 mm，灰度窗为 [1, 1.04]。

为了验证本书提出的结合 SLCT 冗余权重的 LW-FBP 算法的有效性，采用三种方法对 Shepp-Logan 头模型的 dual-SLCT 扫描投影进行重建：第一种方法是不结合冗余权重的 L-FBP 方法，直接忽略了投影间的数据冗余情况；第二种方法是采用了简单冗余权重的 L-FBP* 方法，对于存在数据重叠的区域，冗余权重设为 0.5，对于不存在数据重叠的区域，冗余权重设为 1，保证对物体中的任意一个点，在 180° 范围内的每个投影角度上，有且仅有一条等效投影线穿过该点；第三种方法是结合了 SLCT 冗余权重的 LW-FBP 方法，SLCT 冗余权重的具体形式已经由式 (3-41) 和式 (3-42) 给出，这里 SLCT 冗余权重的渐变方向 $S_{\text{T-Line}}$ 取为 −2.5。Shepp-Logan 头模型通过三种方法的重建结果如图 3.8所示，其中第一、第二和第三行分别对应 L-FBP、L-FBP* 和 LW-FBP 方法的重建结果。第一段 SLCT 扫描投影和第二段 SLCT 扫描投影的重建图像分别

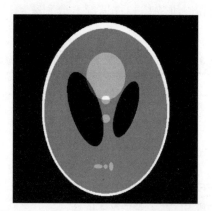

图 3.7　Shepp-Logan 头模型离散形式

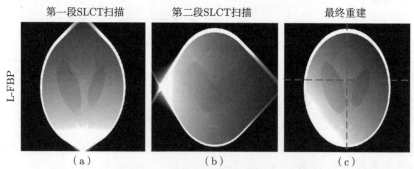

图 3.8　Shepp-Logan 头模型两段直线分布式光源静态 CT 扫描模式对应的重建结果

注：重建图像规模为 512×512 像素，像素尺寸为 0.36 mm×0.36 mm。第一行、第二行和第三行分别对应 L-FBP、L-FBP* 和 LW-FBP 方法。第一列为第一段 SLCT 扫描投影重建图像，灰度窗为 [0.5, 0.8]；第二列为第二段 SLCT 扫描投影重建图像，灰度窗为 [0.35, 0.65]；第三列为两段扫描重建结果，其中（c）的灰度窗为 [1.0, 1.35]，而（f）和（i）的灰度窗为 [1.0, 1.04]。

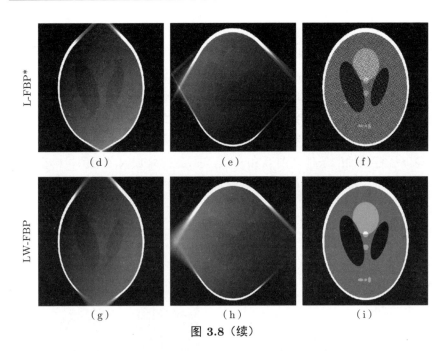

图 3.8（续）

位于第一列和第二列，两段扫描投影对应的重建图像相加之后得到最终的 Shepp-Logan 头模型重建结果被放置在第三列。为了进一步衡量三种方法重建图像的准确度，在图 3.9 中画出了 Shepp-Logan 头模型重建图像的剖面线。

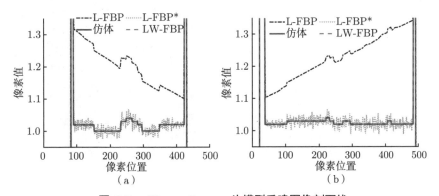

图 3.9　Shepp-Logan 头模型重建图像剖面线

（a）是图 3.8（c）、图 3.8（f）和图 3.8（i）与 Shepp-Logan 头模型离散化图像（仿体，见图 3.7）的水平剖面线，剖面线的具体位置如图 3.8（c）中的水平虚线所示；（b）是图 3.8（c）、图 3.8（f）、图 3.8（i）与 Shepp-Logan 头模型离散化图像的竖直剖面线，剖面线的具体位置如图 3.8（c）中的竖直虚线所示

　　将三种方法的重建图像与图 3.7中 Shepp-Logan 头模型的真值图像进行对比，并结合重建图像的剖面线，可以发现：L-FBP 重建像素值明显偏大，并且重建图像中不同区域重建像素值偏大的幅度是不一致的，这是因为两段扫描投影之间存在数据冗余的情况，并且不同像素点对应的数据冗余情况（扫描角度覆盖范围）是不一致的；L-FBP* 方法采用了简单的冗余权重，可以改善重建像素值偏大的问题，但是简单冗余权重策略忽略了连续性的条件（图 3.10），这会导致冗余加权之后的投影在投影重叠和非重叠区域的交界处是非连续的，而之后重建过程中的投影滤波会

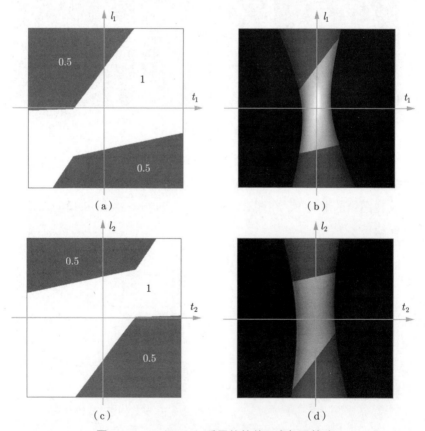

图 3.10　L-FBP* 采用的简单冗余权重策略

（a）和（c）分别对应第一段和第二段扫描投影的简单冗余权重，对于投影存在重叠的区域，冗余权重设为 0.5，而对于投影不存在重叠的区域，冗余权重设为 1；（b）和（d）分别是第一段和第二段投影在简单冗余权重处理后的结果

让投影非连续的位置附近出现异常值，最后使得重建图像存在明显的伪影；LW-FBP 方法的重建图像和真值图像很接近，同时剖面线也符合得很好，说明了 SLCT 冗余权重能够很好地处理不同扫描段之间的投影数据冗余问题，验证了结合 SLCT 冗余权重的滤波反投影重建算法的正确性和有效性。

SLCT 冗余权重的渐进方向是由图 3.3（b）中 T-Line 的斜率 $S_{\text{T-Line}}$ 决定的，图 3.11比较了不同的 $S_{\text{T-Line}}$ 值对于 LW-FBP 方法重建效果的影响，这里 $S_{\text{T-Line}}$ 的值分别取为 -0.5、-2.5、-5，图 3.11给出了这三种不同取值情况下的 SLCT 冗余权重具体形式和对应的 Shepp-Logan 最终重建图像。可以发现，第一段 SLCT 冗余权重和第二段 SLCT 冗余权重的具体形式都会随着 $S_{\text{T-Line}}$ 值的变化而变化，但是 LW-FBP 方法基于不同的 $S_{\text{T-Line}}$ 值对应的 SLCT 冗余权重而重建出的 Shepp-Logan 头模型图像非常接近，视觉上基本看不出差别，同时图 3.11（j）和图 3.11（k）说明 $S_{\text{T-Line}}$ 在 -0.5、-2.5、-5 这三个不同的取值下，LW-FBP 方法的重建图像的剖面线非常接近，基本都和 Shepp-Logan 离散图像的剖面线相互重合，这从侧面反映了 LW-FBP 方法对 $S_{\text{T-Line}}$ 的取值是不敏感的，也体现了 LW-FBP 方法的灵活性。在之后章节的实验中，如非特殊说明，在应用 SLCT 冗余权重时均将 $S_{\text{T-Line}}$ 的值取为 -2.5。

3.5.2　算法性能比较

在本节中，将比较 LW-FBP 方法和重排平行束方法（rebinning-to-parallel-beam algorithm，r-Para）对于两段直线分布式光源静态 CT 扫描模式的图像重建效果，其中 r-Para 方法中采用的重排探测器间距为 0.18 mm。这里模拟扫描的数据来自美国国立卫生研究院临床中心提供的腹部 CT 图像[152-154]，根据表 3.1中的 dual-SLCT 扫描参数对图像进行前向投影。这里为了模拟不同大小物体的扫描，赋予了图像不同的物理尺寸，共模拟了两种不同大小的物体，其中小物体的尺寸为 194.56 mm，大物体的尺寸为 276.48 mm。图 3.12展示了 LW-FBP 和 r-Para 方法对模拟的 dual-SLCT 投影数据进行重建的结果。归一化平均绝对偏差（normalized mean absolute deviation，NMAD）被用来衡量重建图像相对于标签图像的误差，其定义如下：

$$\mathrm{NMAD} = \frac{\sum\limits_{ij}\left|u_{ij}^{\mathrm{rec}} - u_{ij}^{\mathrm{label}}\right|}{\sum\limits_{ij}\left|u_{ij}^{\mathrm{label}}\right|} \tag{3-50}$$

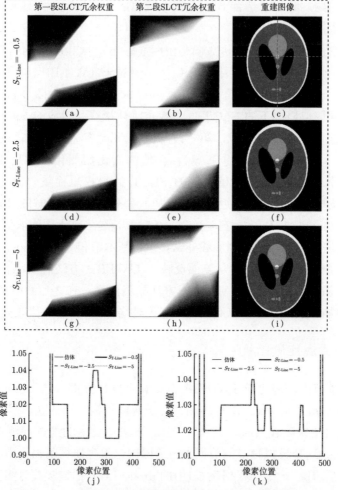

图 3.11 不同 T-Line 斜率 ($S_{\text{T-Line}}$) 对于 SLCT 冗余权重和 LW-FBP 方法重建效果的影响

注：第一行、第二行和第三行对应不同的 $S_{\text{T-Line}}$ 取值的情况，分别是 -0.5、-2.5 和 -5。（a）、（d）和（g）为第一段 SLCT 冗余权重；（b）、（e）和（h）为第二段 SLCT 冗余权重；（c）、（f）和（i）为 Shepp-Logan 头模型重建图像，重建图像大小：512×512 像素，像素尺寸：0.36 mm×0.36 mm，灰度窗：[1, 1.04]；（j）为（c）、（f）、（i）和 Shepp-Logan 头模型离散图像（仿体）的水平剖面线，剖面线的具体位置如（c）中的水平虚线所示；（k）为（c）、（f）、（i）和仿体的竖直剖面线，剖面线的具体位置如（c）中的竖直虚线所示。

其中，u_{ij}^{rec} 和 u_{ij}^{label} 分别是像素点 (i,j) 对应的重建值和真值。一般来说，NMAD 越小代表重建图像的误差越小。

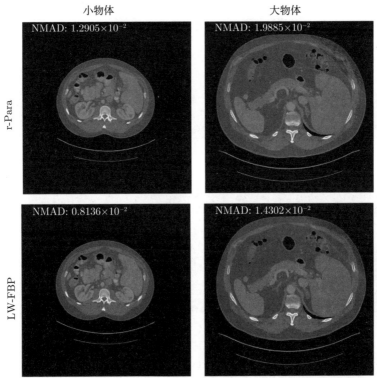

图 3.12　两段直线分布式光源静态 CT 模拟腹部扫描的重建图像

注：重建图像大小：512×512 像素，像素尺寸：0.54 mm×0.54 mm，显示灰度窗：[−500, 500]HU。
第一列对应小物体，第二列对应大物体；第一行和第二行分别是 r-Para 方法和
LW-FBP 方法的重建图像。

如图 3.12所示，与重排平行束方法 r-Para 相比，对小物体和大物体的重建，LW-FBP 方法都取得了较小的 NMAD 误差。大物体扫描情况中出现了投影截断问题，LW-FBP 方法和 r-Para 方法对应的重建图像都存在截断伪影，但是 LW-FBP 受到截断问题的影响更小，图像质量更高，这是因为 LW-FBP 方法中采用的冗余数据处理权重对投影截断部分有着平滑的作用。图 3.13 展示了大物体扫描情况下，LW-FBP 方法和 r-Para 方法分别对应的投影，从投影剖面线上可以发现，与 r-Para 方法对应的投影相比，LW-FBP 方法对应的冗余数据加权处理后的投影因截断问题

而产生的数据跳变幅度更小，因此重建图像上的截断伪影也更少。

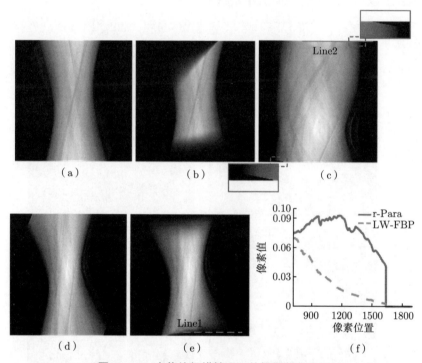

图 3.13　大物体扫描情况下的投影截断分析

（a）第一段 SLCT 扫描投影 q_{I}；（b）第一段 SLCT 扫描投影在冗余数据加权处理后的结果；（c）重排为平行束后的投影，虚线矩形为投影存在截断的区域，并进行了放大展示；（d）第二段 SLCT 扫描投影 q_{II}；（e）第二段 SLCT 扫描投影在冗余数据加权处理之后的结果；（f）LW-FBP 方法对应的（e）中的投影沿着 Line 1 的剖面线和 r-Para 方法对应的（c）中的投影沿着 Line 2 的剖面线

为了比较两种方法在空间分辨率上的性能，图 3.14给出了 LW-FBP 方法和 r-Para 方法重建图像的调制传递函数（modulation transfer function，MTF）曲线。在重建区域中心 O 附近（图 3.15中的位置 1 处）模拟了直径为 50 μm 的钨丝的 dual-SLCT 扫描，分别利用 LW-FBP 方法和 r-Para 方法进行图像重建，选取一条过重建点中心的剖面线计算点扩散函数（point spread function，PSF），之后通过对 PSF 进行傅里叶变换并取模得到 MTF 曲线。对于 r-Para 方法，采用三种不同的重排探测器间距，分别是 0.36 mm、0.18 mm 和 0.02 mm。

表 3.2给出了不同重建方法在 50% MTF 值和 10% MTF 值下对应

的空间分辨率，可以发现 LW-FBP 方法得到的重建图像空间分辨率高于 r-Para 方法。其中在 50% MTF 值下，LW-FBP 方法取得了 10.64 lp/cm（线对每厘米）的空间分辨率，但是 r-Para 方法在 0.02 mm 这样极其小的重排探测器间距下仅取得 9.42 lp/cm 的空间分辨率，这是因为重排平行束方法中涉及的投影插值操作会使重建图像的空间分辨率降低。

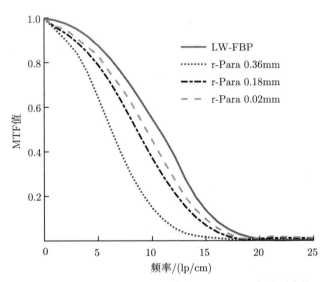

图 3.14　重建区域中心附近 LW-FBP 方法和 r-Para 方法对应的 MTF 曲线

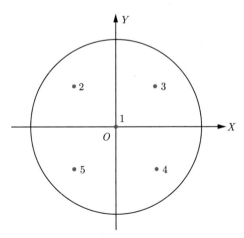

图 3.15　模拟钨丝扫描时选取的扫描成像位置

表 3.2　　不同重建方法在不同 MTF 值下对应的空间分辨率

lp/cm

MTF	LW-FBP	r-Para 0.36 mm	r-Para 0.18 mm	r-Para 0.02 mm
50%	**10.64**	6.02	8.55	9.42
10%	**15.77**	10.89	14.20	14.92

　　为了进一步分析 LW-FBP 方法在重建区域不同位置上的空间分辨率表现，在以扫描物体为中心的重建区域内选取了 5 个不同的位置，这 5 个位置标注在了图 3.15 中。同样利用直径为 50 μm 的钨丝模拟扫描实验，得到了在这 5 个不同位置处，LW-FBP 方法对应的 MTF 曲线，结果展示在了图 3.16 中。可以发现，在重建区域的不同位置上，LW-FBP 方法获得了不同的空间分辨率，其中位置 5 处的空间分辨率最高，位置 3 处的空间分辨率最低，这是因为位置 5 距离两段扫描的光源阵列都比较近，有着较小的等效探测器间距，而位置 3 距离两段扫描的光源阵列都比较远，有着较大的等效探测器间距。

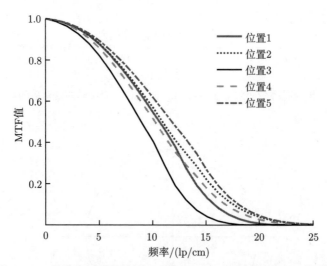

图 3.16　重建区域不同位置上 LW-FBP 方法对应的 MTF 曲线

注：位置 1~5 在重建区域上对应的具体位置已经标注在了图 3.15 中。

3.5.3　三维重建效果

　　为了验证 LW-FBP 方法拓展到三维重建中的有效性，本节模拟了 dual-SLCT 的三维物体扫描。需要注意的是，扫描物体和 SLCT 扫描段

在 Z 方向上不存在相对位移，具体扫描参数见表 3.1，其中探测器为二维阵列，横向和纵向的采样间距都为 0.5 mm。作为比较，也模拟了圆轨道锥束 CT（circular cone-beam CT，CBCT）扫描，具体扫描参数见表 3.3。在 CBCT 模拟扫描中采用了和 3D dual-SLCT 扫描相同的光源到物体间距和光源到探测器间距。

表 3.3 圆轨道锥束 CT 扫描数值模拟实验参数

参数	数值
光源到探测器的距离	500 mm
光源到物体中心的距离	360 mm
探测器单元数量	320（行）×400（列）
探测器单元间距	0.5 mm（行）×0.5 mm（列）
角度扫描范围	180°+22.62°（扇角）
角度间隔	0.1126°

这里模拟扫描的物体为三维 Shepp-Logan 头模型，该模型相关的定义参数见附录 A.1。在物体重建过程中，对三维 dual-SLCT 扫描采用 3D LW-FBP 方法进行重建，而对 CBCT 扫描采用 FDK 方法进行重建。三维头模型的重建图像如图 3.17 所示，与 CBCT 扫描相比，三维 dual-SLCT 扫描的重建图像和仿体的标签图像更加接近。图 3.18 中 3D 头模型 $x\text{-}z$ 中心切片图像的竖直剖面线进一步表明，三维 dual-SLCT 扫描对应的重建图像上的锥角伪影更少，这是因为在 CBCT 扫描中利用 FDK 方法重建一个点需要在一个锥面上进行反投影，而在三维 dual-SLCT 扫描的 3D LW-FBP 方法重建过程中，反投影只需要在两个平面上进行，这样引入的误差会更小。

在之前章节的 3D LW-FBP 方法推导过程中发现，当扫描物体在 Z 方向均匀时，3D LW-FBP 方法得到的重建结果是准确的，没有锥角伪影。为了验证这一重要的性质，这里对一个 Z 方向均匀的 3D 仿体进行了三维 dual-SLCT 模拟扫描，该仿体由一个小圆柱和一个大圆柱组成，其中小圆柱嵌套在大圆柱之内，重建结果如图 3.19 所示，可以发现 3D LW-FBP 方法能得到该仿体准确的重建图像，同时在 Z 方向上不存在锥角伪影。

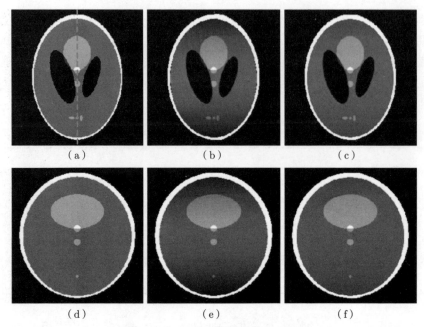

（a）　　　　　　　　　（b）　　　　　　　　　（c）

（d）　　　　　　　　　（e）　　　　　　　　　（f）

图 3.17　3D 头模型图像重建结果

注：第一行对应 x-z 中心切片结果（$y = 0$），第二行对应 y-z 中心切片结果（$x = 0$），图像大小：256×256 像素，像素尺寸：0.38 mm×0.38 mm，显示灰度窗：[1, 1.04]。第一列为头模型离散图像，第二列为 CBCT 扫描的 FDK 方法重建结果，第三列为三维 dual-SLCT 扫描的 3D LW-FBP 方法重建结果。

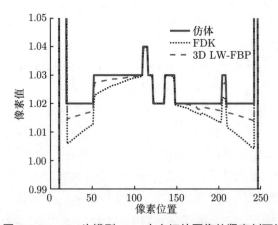

图 3.18　3D 头模型 x-z 中心切片图像的竖直剖面线

注：剖面线具体位置如图 3.17（a）中虚线所示。其中仿体对应图 3.17（a）中头模型离散图像的剖面线，FDK 对应图 3.17（b）中 CBCT 扫描 FDK 方法的重建图像剖面线，3D LW-FBP 对应图 3.17（c）中 dual-SLCT 扫描 3D LW-FBP 方法的重建图像剖面线。

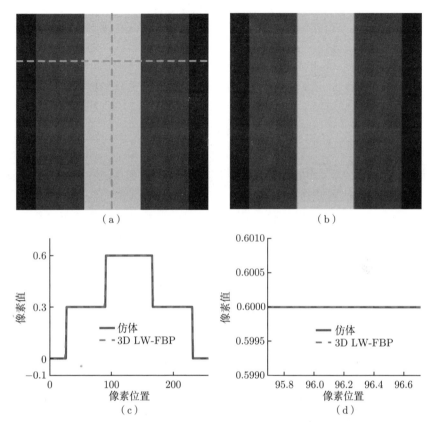

图 3.19　Z 方向均匀仿体对应的 3D LW-FBP 方法重建结果

（a）仿体的 x-z 中心切片离散图像，显示灰度窗：[0.2, 0.7]；（b）仿体对应的 3D LW-FBP 方法重建图像的 x-z 中心切片图，显示灰度窗：[0.2, 0.7]；（c）沿着（a）中水平虚线的剖面线；（d）沿着（a）中竖直虚线的剖面线

3.6　讨论与总结

直线分布式光源静态 CT 涉及非标准扫描轨迹，投影数据采样具有特殊性，一直缺少高效的解析重建方法。针对这一难题，本章推导出了适用于直线分布式光源静态 CT 的直接滤波反投影重建方法与冗余数据处理权重策略，并通过图像重建实验对方法的性能进行了深入研究。

从理论上说，当光源阵列和探测器阵列都满足无限长的条件时，本章推导出的滤波反投影重建方法由一段 SLCT 扫描投影就可以得到扫描物体精确的重建图像；但是在现实中，光源阵列和探测器阵列都是有限长度的，这时一段 SLCT 扫描并不能提供完备的投影数据，导致仅从一段 SLCT 扫描投影并不能得到扫描物体的精确重建图像，因此需要利用至少两段不同整体角的 SLCT 扫描才能获取足够的投影数据。这里对两段直线分布式光源静态 CT 扫描（dual-SLCT 扫描）模式进行深入分析，该扫描模式包含两段相互独立的 SLCT 扫描，其中第一段扫描的整体角和第二段扫描的整体角相差 90°，在空间上表现为第一段扫描的光源阵列与第二段扫描的光源阵列相互垂直，两段扫描一同为最后物体的重建提供投影。dual-SLCT 扫描模式中会出现投影数据冗余的情况，相较于圆轨道扇束短扫描而言更加复杂，不仅包含投影的镜像重叠还包含投影的复制重叠，如果处理不好投影数据冗余问题会引入严重的图像伪影。本章通过深入分析投影在拉东空间中的联系，提出了冗余数据处理的权重策略，使得投影数据能够得到最大化的利用，并进一步得到了结合冗余数据处理权重的滤波反投影重建方法——LW-FBP 方法。

从实验结果可以看出，LW-FBP 方法可以由 dual-SLCT 扫描投影获得准确的重建图像，这说明了冗余数据处理权重的正确性和有效性，在冗余数据处理权重设计过程中采用不同的渐进方向可能会影响冗余数据处理权重的具体形式，但是对重建图像质量的影响基本可以忽略，从侧面反应了 LW-FBP 方法的灵活性。与重排平行束方法相比，LW-FBP 方法具有更高的空间分辨率，另外在大物体扫描的场景下，LW-FBP 方法对截断投影的敏感性较低，这是因为 LW-FBP 方法中采用的冗余数据处理权重对投影截断部分有着平滑的作用。LW-FBP 方法可以很容易地拓展到扫描物体和 SLCT 扫描段在 Z 方向上不存在相对位移的三维重建场景，这时 3D LW-FBP 方法获得的中心切片重建图像是准确的。当扫描物体满足 Z 方向均匀的条件时，整个三维重建图像都不存在锥角伪影。另外，与传统的圆轨道锥束 CT 扫描的 FDK 重建相比，3D LW-FBP 方法引起的锥角伪影较小，这是因为在 CBCT 扫描中利用 FDK 方法重建一个点需要在一个锥面上进行反投影，而在三维 dual-SLCT 扫描的 3D LW-FBP 方法重建过程中，反投影只需要在两个平面上进行，这样引入的误差会更小。

第 4 章　直接傅里叶重建与人工神经网络应用研究

直接傅里叶重建方法是区别于滤波反投影重建方法的另一种解析重建方法，它利用傅里叶逆变换从物体的傅里叶空间直接获得重建图像，耗时较长的反投影步骤可以为快速傅里叶变换技术所取代，该方法相较于滤波反投影重建方法来说在重建速度方面有着更大的优势。但是在实际 CT 扫描中很难直接获得物体在二维傅里叶空间中的均匀采样，而在傅里叶空间中的插值会带来较大的误差，这增加了直接傅里叶重建方法在现实中应用的难度。

本章从直线分布式光源静态 CT 的投影性质出发，利用几何加权投影和变形物体的联系，提出了适用于直线分布式光源静态 CT 的 Linogram 解析重建算法，这是一种特殊的直接傅里叶重建方法，无须在物体二维傅里叶空间中进行插值，即可在保证重建结果准确度的前提下，大大提升重建速度。同时本章将 Linogram 重建过程以先验知识的方式引入神经网络的设计中，提出了数据驱动式、参数可学习、端到端的重建神经网络框架，它通过将投影域中的参数学习和图像域中的损失函数最小化相互结合，可以提升不完备投影数据场景下的重建图像质量。

4.1　Linogram 解析重建方法

4.1.1　算法推导

第 2 章中提出的直线分布式光源静态 CT 成像理论，构建了几何加权投影 $(q_\beta)_w(l, t)$ 和变形物体 $g_\beta(u, v)$ 在空域和频域中的联系，分别如下

所示:

空域中的联系:

$$(q_\beta)_{\mathrm{w}}(l,t) = \int_{-\infty}^{+\infty}\int_{-\infty}^{+\infty} g_\beta(u,v)\delta\left(u + v\frac{l}{D} - t\right)\mathrm{d}u\mathrm{d}v \qquad (4\text{-}1)$$

频域中的联系:

$$\hat{g}_\beta\left(\xi, \frac{l}{D}\xi\right) = (\hat{q}_\beta)_{\mathrm{w}}(l,\xi) \qquad (4\text{-}2)$$

这里 $\hat{g}_\beta$ 为变形物体的二维傅里叶变换,而 $(\hat{q}_\beta)_{\mathrm{w}}$ 为几何加权投影沿着探测器方向的一维傅里叶变换。从式 (4-1) 可以发现,对于变形物体中固定一点 (u_0, v_0),受到 $g(u_0, v_0)$ 贡献的几何加权投影点 (l,t) 会集中在一条直线上,该直线段的表达式为 $t = \dfrac{v_0}{D}l + u_0$,这说明几何加权投影是变形物体的 Linogram 采样[79],这提示我们可以利用 Linogram 类型的直接傅里叶重建方法由几何加权投影重建出变形物体,图 4.1 展示了从一段几何加权投影获取的变形物体二维傅里叶空间 $\hat{g}_\beta(\xi_1, \xi_2)$ 的离散采样点分布,这与傅里叶空间中 Linogram 采样的形式相符。

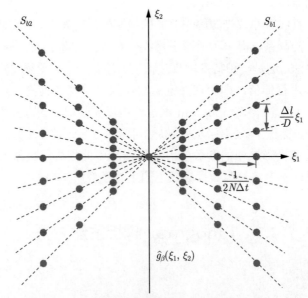

图 4.1　由一段几何加权投影获取的变形物体二维傅里叶空间 $\hat{g}_\beta(\xi_1, \xi_2)$ 采样点分布情况

根据物体二维傅里叶变换的定义，$g_\beta(u, v)$ 可以由 $\hat{g}_\beta(\xi_1, \xi_2)$ 表示为

$$g_\beta(u, v) = \int_{-\infty}^{+\infty} \int_{-\infty}^{+\infty} \hat{g}_\beta(\xi_1, \xi_2) e^{j2\pi(\xi_1 u + \xi_2 v)} d\xi_1 d\xi_2 \qquad (4\text{-}3)$$

利用变量替换 $\left(\xi_1 = \xi \text{ 和 } \xi_2 = \dfrac{l}{D}\xi \right)$，变形物体可以进一步写为

$$g_\beta(u, v) = \int_{-\infty}^{+\infty} \int_{-\infty}^{+\infty} \frac{1}{D} \hat{g}_\beta\left(\xi, \frac{l}{D}\xi\right) |\xi| e^{j2\pi\xi\left(u + \frac{l}{D}v\right)} dl d\xi \qquad (4\text{-}4)$$

利用式 (4-2) 中的投影傅里叶性质，式 (4-4) 中等号右侧的 $\hat{g}_\beta\left(\xi, \dfrac{l}{D}\xi\right)$ 可以由 $(\hat{q}_\beta)_{\mathrm{w}}(l, \xi)$ 获得。这说明了变形物体可以通过两次积分操作由 $(\hat{q}_\beta)_{\mathrm{w}}$ 获得。具体地，内层积分是 chirp-z 变换，而外层积分是一维傅里叶逆变换，这个过程中不需要在傅里叶空间进行任何的插值，具体的离散实现形式会在 4.1.2 节中介绍。

一旦利用式 (4-4) 从几何加权投影重建出变形物体后，便可以通过原始物体和变形物体之间的几何变换关系得到原始物体的图像：

$$f(x, y) = \frac{(D - v)^2}{D^2} g_\beta(u, v) \Bigg|_{u = \frac{D(x\cos\beta - y\sin\beta)}{x\sin\beta + y\cos\beta + D}, \; v = \frac{D(x\sin\beta + y\cos\beta)}{x\sin\beta + y\cos\beta + D}} \qquad (4\text{-}5)$$

所以，一段直线分布式光源静态 CT 扫描的 Linogram 解析重建方法可以归纳为以下步骤：

1）用几何权重因子 $\dfrac{D}{\sqrt{(l-t)^2 + D^2}}$ 对投影 $q_\beta(l, t)$ 进行几何加权，得到几何加权投影 $(q_\beta)_{\mathrm{w}}(l, t)$；

2）对几何加权投影 $(q_\beta)_{\mathrm{w}}(l, t)$ 沿着探测器方向进行一维傅里叶变换得到 $(\hat{q}_\beta)_{\mathrm{w}}(l, \xi)$；

3）根据变形物体和几何加权投影在傅里叶空间中的联系，得到变形物体在二维傅里叶空间中的采样 $\hat{g}_\beta$；

4）利用式 (4-4)，从 $\hat{g}_\beta$ 重建出变形物体 g_β；

5）通过式 (4-5) 中变形物体到原始物体的变换关系，从 $g_\beta(u, v)$ 得到 $f(x, y)$。

在步骤 3) 中，变形物体的二维傅里叶空间 $\hat{g}_\beta(\xi_1, \xi_2)$ 可以通过几何加权投影 $(q_\beta)_w(l, t)$ 沿着 t 方向的一维傅里叶变换获得。现实应用中，光源和探测器都是有限长度的，导致变形物体不能完全由一段直线分布式光源静态 CT 扫描准确重建。而变形物体 $g_\beta(u, v)$ 和扫描物体 $f(x, y)$ 之间存在一一映射的关系，如果变形物体不能完整地恢复，那么扫描物体也不能完整地恢复，这表明若要获取扫描物体 $f(x, y)$ 完整的二维傅里叶空间采样情况，至少需要两段整体角 β 不同的直线分布式光源静态 CT 扫描才能实现。这里同样以两段直线分布式光源静态 CT 扫描模式为例，具体地，整体角 β 对于第一段扫描和第二段扫描分别为 0° 和 90°。如第 3 章所讨论的，投影数据冗余问题发生在两段扫描中，所以在应用 Linogram 重建算法时，投影不仅需要几何加权还需要冗余加权，即加权后的第一段投影和第二段投影可以分别写为

$$
\begin{cases}
q_{\mathrm{Iw}}(l, t) = \dfrac{D}{\sqrt{(l-t)^2 + D^2}} W_{\mathrm{red_I}} q_{\mathrm{I}}(l, t) \\[3mm]
q_{\mathrm{IIw}}(l, t) = \dfrac{D}{\sqrt{(l-t)^2 + D^2}} W_{\mathrm{red_{II}}} q_{\mathrm{II}}(l, t)
\end{cases}
\tag{4-6}
$$

这里 $W_{\mathrm{red_I}}$ 和 $W_{\mathrm{red_{II}}}$ 分别对应第一段扫描投影数据 q_{I} 和第二段扫描投影数据 q_{II} 的冗余数据处理权重，具体的形式已经在第 3 章给出了。所以，dual-SLCT 扫描的最后重建公式可以写为

$$
f(x, y) = f_{\mathrm{I}} + f_{\mathrm{II}}
\tag{4-7}
$$

其中，f_{I} 和 f_{II} 分别是第一段和第二段扫描投影在冗余数据加权处理后的 Linogram 重建图像。两段直线分布式光源静态 CT 扫描模式对应的 Linogram 解析重建流程如图 4.2 所示。

为了进一步说明被扫描物体 $f(x, y)$ 和变形物体 $g_\beta(u, v)$ 之间的关系，图 4.3 展示了一个特殊的例子，这里假设 $f(x, y)$ 为一个和 y 轴相互平行的均匀条状物体。根据式 (2-26) 中变形物体和扫描物体之间的变换关系，可以得到此时 β 为 0 和 $\pi/2$ 时对应的变形物体 g_0 和 $g_{\pi/2}$。可以发现 $\hat{f}(\gamma_1, \gamma_2)$ [$f(x, y)$ 的二维傅里叶空间] 和 $\hat{g}_\beta(\xi_1, \xi_2)$ [$g_\beta(u, v)$ 的二维傅里叶空间] 有着很大的区别，这说明几何加权物体 $(q_\beta)_w(l, t)$ 不再是扫描

物体 $f(x, y)$ 的 Linogram 采样，尽管 $(q_\beta)_w(l, t)$ 是变形物体 $g_\beta(u, v)$ 的 Linogram 采样。从 $f(x, y)$ 到 $g_\beta(u, v)$ 的变换包括 β 角度的旋转、沿着坐标轴的拉伸和函数值的变化。尽管 $g_{\pi/2}$ 和 g_0 对应的旋转角度相差 90°，但是分别来自这两个物体的 90° 范围的二维傅里叶空间采样并不是完全互补的，并不能填满整个傅里叶空间。这是因为 $g_{\pi/2}$ 和 g_0 对应的变形函数是不同的，同时物体拉伸的存在使得傅里叶空间发生了扭曲。这一特例也从傅里叶空间的完整性提示我们，两段扫描模式中的每一段扫描都需要获取超过 90° 的数据，因此两段扫描之间需要进行冗余数据加权处理以解决数据冗余问题。

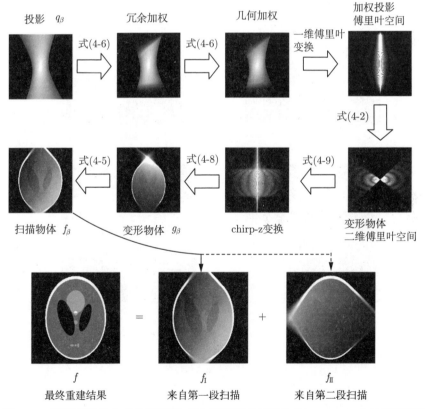

图 4.2   两段直线分布式光源静态 CT 扫描模式对应的 Linogram 方法重建流程

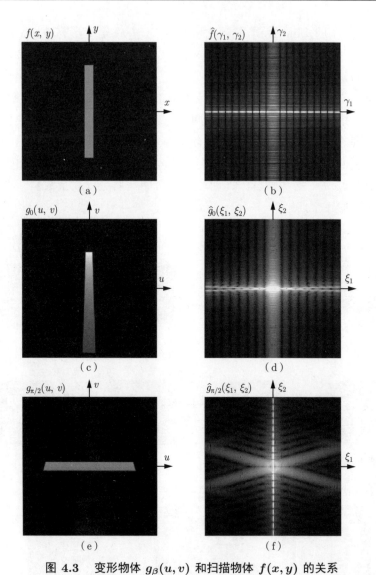

图 4.3　变形物体 $g_\beta(u, v)$ 和扫描物体 $f(x, y)$ 的关系
（a）扫描物体；（c）和（e）对应 β 分别为 0 和 $\pi/2$ 时的变形物体；（b）、（d）和（f）分别是
（a）、（c）和（e）的二维傅里叶空间

4.1.2　算法的离散实现与时间复杂度分析

4.1.1 节已经给出了适用于直线分布式光源静态 CT 的 Linogram 解析重建方法和步骤，其中式 (4-4) 对应的步骤 4）十分关键，即从变形物

体二维傅里叶空间恢复变形物体的过程，同时这也是整个方法离散实现中最大的难点，本节将给出这一步骤的离散实现过程。

在投影数据采集过程中，假设在光源阵列和等效探测器阵列上都是均匀采样的，采样点数量分别为 $2M$ 和 $2N$，采样间距分别为 Δl 和 Δt，变形物体在轴 u 和 v 上的离散步长都是 Δt。对于几何加权投影 $(q_\beta)_w(l,t)$ 而言，沿着 t 方向的一维傅里叶变换为 $(\hat{q}_\beta)_w(l,\xi)$，这时有 $\Delta\xi = \dfrac{1}{2N\Delta t}$。根据式 (4-2) 中投影的傅里叶性质，从一段几何加权投影获取的变形物体二维傅里叶空间 $\hat{g}_\beta(\xi_1,\xi_2)$ 的离散采样形式可以表示为图 4.1，在轴 ξ_1 上的采样步长固定为 $\dfrac{1}{2N\Delta t}$，而在轴 ξ_2 上的采样步长会随着对应的 ξ_1 变化而变化，具体可以表示为 $\dfrac{\Delta l}{D}\xi_1$，即 $\Delta\xi_1 = \Delta\xi$ 和 $\Delta\xi_2 = \dfrac{\Delta l}{D}\xi_1$。在现实应用中，由于光源阵列是有限长度的，所以从一段直线分布式光源静态 CT 投影数据仅能获得变形物体傅里叶空间中一部分区域的采样点，该区域的边界由两条直线确定，即图 4.1 中的直线段 S_{b1} 和 S_{b2}，这两条直线段和轴 ξ_1 的夹角分别可以写为 $\dfrac{l_m}{D}$ 和 $-\dfrac{l_m}{D}$，这里 l_m 为直线分布式光源阵列的半长度，这再次从傅里叶空间采样完整性的角度说明了仅一段直线分布式光源静态 CT 扫描投影不能提供物体精确重建所需的完备数据。

根据以上变形物体二维傅里叶空间中如此特殊的采样形式，式 (4-4) 中从 $\hat{g}_\beta(\xi_1,\xi_2)$ 到 $g_\beta(u,v)$ 的恢复过程的离散实现可以分解为 chirp-z 变换和傅里叶逆变换，整个过程中不会涉及在傅里叶空间中的插值操作，使得物体恢复过程更加准确。其中式 (4-8) 为傅里叶逆变换，而式 (4-9) 对应 chirp-z 变换：

$$g_\beta(u,v) = g_\beta(\bar{u}\Delta t, \bar{v}\Delta t)$$

$$= \Delta\xi^2 \sum_{n=-N}^{N-1} |n|\, C_z(n\Delta\xi, \bar{v}\Delta t) \exp\left(\mathrm{j}\pi\frac{n\bar{u}}{N}\right) \tag{4-8}$$

$$C_z(n\Delta\xi, \bar{v}\Delta t) = \frac{\Delta l}{D} \sum_{m=-M}^{M-1} \hat{g}_\beta\left(n\Delta\xi, mn\Delta\xi\frac{\Delta l}{D}\right) \exp\left(\mathrm{j}\pi\frac{mn\bar{v}\Delta l}{ND}\right) \tag{4-9}$$

在计算机具体的实施过程中，式 (4-8) 对应的傅里叶逆变换离散过程可以用快速傅里叶变换技术加速，而根据傅里叶变换和卷积的性质，式 (4-9) 对应的 chirp-z 变换过程也可以用快速傅里叶变换技术来加速。

下面对一段直线分布式光源静态 CT 扫描投影的 Linogram 重建过程的时间复杂度进行分析，这里投影大小为 $2M \times 2N$，重建图像的大小为 $2N \times 2N$，整个重建过程的时间复杂度可以总结为：

1）由投影 q_β 进行加权得到 $(q_\beta)_\mathrm{w}$ 的时间复杂度为 $\Omega(2M \times 2N)$；

2）利用快速傅里叶变换技术对 $(q_\beta)_\mathrm{w}$ 沿着探测器方向进行一维快速傅里叶变换需要 $\Omega(2N \log_2(2N) \times 2M)$；

3）式 (4-9) 对应的 chirp-z 变换需要 $\Omega((2M + 2N - 1) \log_2(2M + 2N - 1) \times 2N \times 3)$；

4）利用式 (4-8) 中的一维傅里叶逆变换得到 g_β 需要 $\Omega(2N \log_2(2N) \times 2N)$；

5）根据物体变换关系由 g_β 得到 f_β 需要 $\Omega(2N \times 2N)$。

当 M 和 N 的大小在相同的尺度时，Linogram 重建算法的时间复杂度主要是由 2）、3）和 4）决定的。但是对于 FBP 重建算法来说，其时间复杂度主要取决于投影的滤波过程和反投影过程，分别对应 $\Omega(2N \log_2(2N) \times 2M)$ 和 $\Omega(2N \times 2N \times 2M)$。为了进一步定量地比较这两种方法的时间复杂度，图 4.4 展示了对于一段直线分布式光源静态

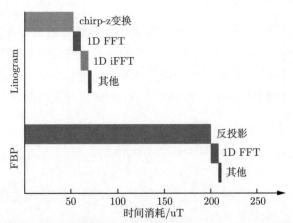

图 4.4　一段直线分布式光源静态 CT 扫描投影的 Linogram 重建方法和 FBP 重建方法时间消耗对比

注：每个操作对应的长条长度代表了该操作消耗时间的长短。时间单位 (uT) 是一个时间复杂度为 $\Omega(2M \times 2N)$ 的基本操作消耗的时间。

CT 扫描投影重建时，Linogram 和 FBP 方法所消耗的时间对比，在这个例子中 $M = N = 100$，另外，时间复杂度为 $\Omega(2M \times 2N)$ 的操作被定义为基本操作，该操作所对应的时间消耗记为 uT。可以发现，反投影是 FBP 重建方法中时间消耗最多的操作，超过了 Linogram 重建算法中所有操作的消耗时间的总和。

4.2　基于人工神经网络的 Linogram 重建框架

4.2.1　基于先验知识的 Linogram 重建神经网络

在 4.1 节中已经讨论了直线分布式光源静态 CT 的 Linogram 解析重建方法，重建过程中的每个步骤都对应着明确的数学公式，从本质上讲，这些数学公式反应的是有关直线分布式光源静态 CT 重建的物理、数学理论。本节将以上有关 CT 重建的先验知识引入神经网络设计中，建立了 Linogram 重建神经网络框架，即 Linogram-Net。

首先说明一下构建基于先验知识的 Linogram 重建神经网络的出发点：

1）神经网络具有强大的函数拟合、参数学习能力，在通常情况下，神经网络会被当作"黑盒子"来设计或训练，而 CT 重建过程，特别是解析重建方法，包含大量已知的重建相关知识。在将神经网络强大的学习能力迁移到 CT 重建任务的同时，利用好有关 CT 的先验知识，对于减少神经网络的参数量、降低神经网络的训练难度、增加神经网络的可解释性等方面有着十分重要的作用。

2）在理想的数据采集场景下，解析重建方法可以根据完备的投影数据重建出扫描物体精确的图像，这时相关的重建参数也可以由解析重建理论给出。但是由于实际应用的限制经常会遇到投影数据不完备的情况（如有限角度扫描），直接由此投影数据重建出来的图像会由于数据不完备的问题而出现伪影，这时基于 CT 重建先验知识的神经网络可以用来进行该种扫描情况下的重建参数学习进而抑制伪影并提升重建图像的质量。

3）基于先验知识的 Linogram 重建神经网络不仅可以将投影到图像的重建过程建模到神经网络中，还可以在后端连接图像域优化网络，实现投影域和图像域相结合的端到端网络训练，进一步提升神经网络的表达能力。

　　以上说明了建立基于先验知识的 Linogram 重建神经网络的好处，而为了实现这一目标需要解决两大问题，如图 4.5 所示。第一个问题是方法上如何设计 Linogram-Net 的网络结构来引入相关的重建先验知识，第二个问题是在网络结构设计好之后如何在工程上实现该网络并进行网络训练和使用。接下来会分别对 Linogram-Net 的网络设计和工程实现进行论述。

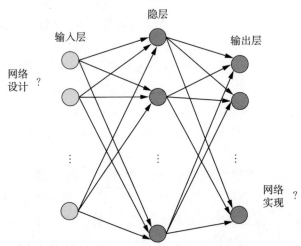

图 4.5　　构建基于先验知识的 **Linogram** 重建神经网络面临的两大问题

4.2.1.1　Linogram-Net 的网络设计

　　根据之前推导出的直线分布式光源静态 CT 的 Linogram 重建公式，可以知道 Linogram 解析重建过程能拆分成多个已知的具有明确数学意义的操作，包括傅里叶变换、chirp-z 变换、物体变换等。对一段整体角为 β 的 SLCT 扫描而言，它对应的 Linogram 重建过程可以建模为以下的数学模型：

$$f_\beta = \boldsymbol{A}_\beta F_\beta^{-1} K_\beta \bullet C_\beta F_\beta W_{\mathrm{geo}_\beta} \bullet q_\beta \tag{4-10}$$

其中，W_{geo_β} 为几何权重；K_β 为滤波核；C_β 表示 chirp-z 变换；F_β 和 F_β^{-1} 分别表示傅里叶变换和傅里叶逆变换；$\boldsymbol{A}_\beta$ 代表从变形物体到扫描物体的变换矩阵；$\bullet$ 代表点乘操作。式 (4-10) 对任意一段 SLCT 扫描的 Linogram 重建过程进行了数学建模，将重建过程中不同步骤对应的数学公式抽象成了不同的运算操作符，而每个运算操作符可以用不同的神经网络层来实现。这里进一步写出两段直线分布式光源静态 CT 扫描模式对应的 Linogram 重建数学模型如下：

$$f = \underbrace{\boldsymbol{A}_{\mathrm{I}} F_{\mathrm{I}}^{-1} K_{\mathrm{I}} \bullet C_{\mathrm{I}} F_{\mathrm{I}} W_{\mathrm{geo_I}} \bullet W_{\mathrm{red_I}} \bullet q_{\mathrm{I}}}_{\text{第一段 SLCT 扫描}} +$$

$$\underbrace{\boldsymbol{A}_{\mathrm{II}} F_{\mathrm{II}}^{-1} K_{\mathrm{II}} \bullet C_{\mathrm{II}} F_{\mathrm{II}} W_{\mathrm{geo_{II}}} \bullet W_{\mathrm{red_{II}}} \bullet q_{\mathrm{II}}}_{\text{第二段 SLCT 扫描}} \tag{4-11}$$

如第 3 章所讨论的，两段扫描之间存在投影重叠的情况，为了获得准确的重建图像需要对投影进行冗余加权处理。所以如式 (4-11) 所示，dual-SLCT 扫描对应的 Linogram 重建数学模型中也引入了冗余权重因子 $W_{\mathrm{red_I}}$ 和 $W_{\mathrm{red_{II}}}$。

　　图 4.6 展示了 dual-SLCT 扫描 Linogram 重建的神经网络实现，包含两条网络支路，每条支路的输入是一段 SLCT 扫描的投影，输出是该段 SLCT 扫描对应的重建图像，两条支路的输出加和作为整个网络的最后输出。为了将 Linogram 重建有关的先验知识引入网络结构的设计中，Linogram-Net 中的每一网络层都对应由 Linogram 解析重建数学模型抽象出来的一个运算操作，并且实现相同的功能。所以，Linogram-Net 中网络层的参数可以利用 4.1 节讨论的 Linogram 解析重建理论来初始化，这时 Linorgam-Net 可以达到和 Linogram 解析重建方法相似的重建效果，即在完备数据扫描场景下，Linogram-Net 和 Linogram 解析重建方法一样会得到准确的重建图像。另外，Linogram-Net 可以利用神经网络的学习能力，以数据驱动的方式对某些网络层中的权重参数进行训练学习来提高不完备数据扫描场景下的图像重建质量，这正是 Linogram-Net 相较于传统解析重建方法的巨大优势。式 (4-12) 定义了 Linogram-Net 用于网络训练的损失函数：

$$\mathrm{Loss} = (f - G)^{\mathrm{T}}(f - G) \tag{4-12}$$

这里 G 代表物体对应的标签图像；T 为向量转置操作符。观察式 (4-12) 可以发现，损失函数 Loss 衡量了 Linogram-Net 输出的重建图像和扫描物体真实标签图像之间的差距，Loss 越小表征了 Linogram-Net 输出的重建图像误差越小。Linogram-Net 的训练过程将投影域中的权重参数学习和图像域中的损失函数最小化相互结合，通过调整网络层中的权重参数使得损失函数不断减小。对于 Linogram-Net 某一层的权重参数调整来说，损失函数反向传递到该层参数上的梯度十分重要，因为这基本决定了该层权重参数调整的方向和大小。根据链式法则，式 (4-13) 给出了损失函数相对于冗余权重因子 W_{red_I} 和 W_{red_II} 的导数计算公式：

$$\begin{cases} \dfrac{\partial \text{Loss}}{\partial W_{\text{red}_\text{I}}} = 2\text{diag}(q_\text{I})\text{diag}(W_{\text{geo}_\text{I}})F_\text{I}^\text{T} C_\text{I}^\text{T} \text{diag}(K_\text{I})F_\text{I}^{-1^\text{T}} \boldsymbol{A}_\text{I}^\text{T}(f - G) \\[3mm] \dfrac{\partial \text{Loss}}{\partial W_{\text{red}_\text{II}}} = 2\text{diag}(q_\text{II})\text{diag}(W_{\text{geo}_\text{II}})F_\text{II}^\text{T} C_\text{II}^\text{T} \text{diag}(K_\text{II})F_\text{II}^{-1^\text{T}} \boldsymbol{A}_\text{II}^\text{T}(f - G) \end{cases}$$

$$(4\text{-}13)$$

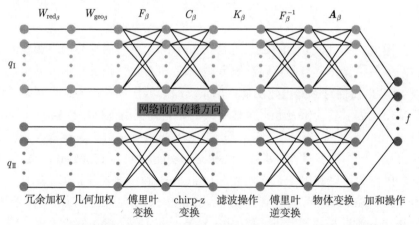

图 4.6　两段直线分布式光源静态 CT 对应的 Linogram-Net 网络结构

这里 $\text{diag}(\boldsymbol{x})$ 代表将 n 维向量 $\boldsymbol{x}$ 转成 $n \times n$ 维对角矩阵的操作符，损失函数相对于其他网络层权重参数的导数计算与式 (4-13) 类似。Linogram-Net 输出的重建图像与真实标签图像间的误差可以通过损失函数的导数反向传递到冗余权重因子上，参数优化策略基于计算得到的导数对网络层的权重参数进行调整[155] 实现网络的训练。神经网络中比较常用的参数优化策略包括随机梯度下降[156]、带动量的梯度下降[157,158]、Adagrad[159]、Adadelta[160]、RMSprop[161]、Adam[162] 等，研究者可以根据不同网络学习任务的特点选择适合的参数优化策略用于神经网络的训练。

4.2.1.2　Linogram-Net 的工程实现

4.2.1.1 节对直线分布式光源静态 CT 的 Linogram 解析重建过程进行了数学建模，并利用该数学模型将 Linogram 重建理论引入神经网络的设计中，得到了基于先验知识的 Linogram-Net 网络框架，本节将介绍 Linogram-Net 的工程实现。

在神经网络结构设计好之后，接下来比较重要的步骤是将设计好的神经网络在机器学习平台上进行部署实现，并开展后续的神经网络训练、测试等任务。目前，主流的开源机器学习平台包括 Caffe[163]、PyTorch[164] 和 TensorFlow[165] 等。在本研究中，所有的神经网络模型都在 TensorFlow 平台上进行部署、训练、测试。TensorFlow 平台由谷歌公司开发和维护，提供了大量的高级应用程序接口（application programming interface，API）。TensorFlow 一个重要的特点是采用静态图模式，即神经网络的构建和具体执行是分开的，需要事先将神经网络有关的操作、运算定义好，之后再次运行的时候不再需要构建计算图，与动态图的模式相比，静态图具有运算速度快、性能高等特点。

TensorFlow 中的每个操作符都是一个 kernel，每个 kernel 对应的 C++ 类都按照 TensorFlow API 设计的原则来定义该操作符的具体功能，为了发挥显卡并行运算的优势，除了 C++ 类，TensorFlow 还包括 CUDA（compute unified device architecture）的实现以支持操作符在显卡上运行。为了方便研究者的使用，TensorFlow 将 kernel 的实现进行包装，提供了 Python 高级 API 接口，研究者可以在 Python 编程环境中直接调用 TensorFlow 提供的各种操作符来实现自己的神经网络，而不需要考虑所用操作符对应的底层实现，大大提高了研究者的工作效率。为了满足广大研究者不同的需求，TensorFlow 平台提供了大量的常用操作符用于构建神经网络，包括卷积层、池化层和全连接层等。

Linogram-Net 网络结构是根据 Linogram 解析重建理论来设计的，网络层中使用的某些操作符在 TensorFlow 平台中并不存在（如 chirp-z 变换、物体变换等），这时仅使用 TensorFlow 在 Python 编程环境下现有

的高级 API 接口并不能完整地实现所设计的 Linogram-Net，而是需要从
TensorFlow 底层代码中自定义符合需求的网络层操作符，在这个过程中
要依照 TensorFlow 平台对网络层操作符的要求[141]。自定义网络层操作
符的第一步是明确该操作符对应的具体功能，涉及该网络层的输入、输出
和其他参数等，这些将被写入 C++ 类文件中，由于 Linogram-Net 运行
在显卡之上，所以网络操作符需要对应的 CUDA kernel，即在 CUDA 文
件中完成操作符具体的前向传播和梯度反向传播的过程，并由 C++ 类
文件调用 CUDA 文件来执行操作符[141]。在准备好自定义操作符需要的
C++ 类文件和 CUDA 文件后，将它们和 TensorFlow 源码共同编译生成
动态链接库，最后包装成可以在 Python 编程环境下使用的高级 API 接
口。在真正使用时，自定义的网络层操作符能够和 TensorFlow 原有的网
络层操作符相互兼容，共同组成神经网络。自定义的网络层操作符具有两
大优势：① 可以满足用户多样的需求，实现网络层的定制化，拓展神经网
络的应用范围；② 由于自定义网络层是从底层源码开始设计的，用户可
以更好地对硬件资源进行分配和使用，特别是显卡的内存，而这是限制神
经网络规模大小的重要因素；另外用户还可以根据现有的硬件资源来调
整自定义的网络层，使得在网络层功能实现基础上的硬件资源利用最大
化。根据以上自定义网络层操作符的流程，便可以顺利地在 TensorFlow
平台上对 Linogram-Net 进行工程实现。

4.2.2　Linogram-Net 与图像域神经网络的融合

4.2.1 节已经介绍了 Linogram-Net 的网络结构设计和具体工程实现，
本节将 Linogram-Net 与传统的图像域神经网络相结合来扩大网络的学
习和表达能力。根据之前章节的论述可以知道，在 Linogram-Net 网络结
构的设计过程中，把与 Linogram 解析重建有关的数学物理准则当作先验
知识引入进来，使得 Linogram-Net 的网络层能够实现 Linogram 解析重
建过程中对应的步骤，所以从本质上说，Linogram-Net 是一个用于 CT
图像重建的轻量级解析神经网络框架，同时具有网络结构相对简单、容易
拓展、参数量少、训练难度低、可解释性强等特点，适合用于解决 CT 重
建过程中相对简单的学习任务。但是随着学习任务的场景变得更加复杂，
Linogram-Net 就遇到了瓶颈，其相对简单的网络结构限制了网络的表达

和学习能力，这时就需要进一步对网络结构进行升级拓展来解决难度更大的问题。

这里将原始的 Linogram-Net 网络以级联的方式和图像域网络相互结合，得到升级版网络框架，称为 "Linogram-Net-V2"。如图 4.7 所示，Linogram-Net-V2 网络的前向传播可以拆解成两个过程：① 输入投影经过 Linogram-Net 网络重建得到重建图像 f；② 重建图像 f 经过图像域网络的进一步优化得到最终的输出 f_{V2}。值得注意的是，Linogram-Net-V2 是一个端到端的图像重建和优化网络框架，在具体实施中，Linogram-Net 和图像域网络这两个子网络被融合到一个神经网络中，可以实现投影域中的权重参数（对应 Linogram-Net 子网络）和图像域中的权重参数（对应图像域子网络）同时学习训练。

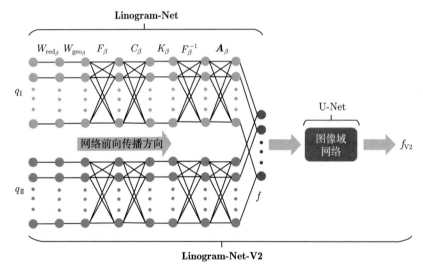

图 4.7　Linogram-Net-V2 网络框架

注：Linogram-Net-V2 网络为解析网络 Linogram-Net 和图像域网络 U-Net 的结合。f 为原始 Linogram-Net 输出的重建图像，f_{V2} 为 f 经过图像域网络进一步优化后的结果（Linogram-Net-V2 的最终输出）。

图像域网络的引入使得 Linogram-Net-V2 网络相较于之前简单的 Linogram-Net 网络有着更强大的表达和学习能力。Linogram-Net-V2 采用的图像域网络来源于医学成像领域常用的 U-Net[166]，这里对网络输入大小、网络层数和卷积核进行了微调以适应本书中 CT 重建的任务，具体结构如图 4.8 所示。作为 Linogram-Net-V2 的一个子网络，该 U-Net 的输入为 Linogram-Net 的重建图像，输出为优化后的图像。由 U-Net 网络结构可以看出，从输入图像到输出图像，要先后经过编码路径和解码路径。编码路径的主要功能是进行特征降维、特征提取以获得高维的语义信息，这里采用了最大化池化的操作，在编码路径上随着网络层数的加深，特征图的尺寸不断缩小，后一层特征图尺寸为前一层特征图尺寸的一半。为了保留和提取信息，随着特征图的尺寸不断减小，特征图的通道数不断增多，图 4.8 中每个特征图旁边的数字表明了该特征图的通道数。在解码路径上，采用了反卷积的操作来不断增大特征图的尺寸，最终使得输出图像和输入图像具有相同大小的图像尺寸。为了在解码的过程中尽量保留

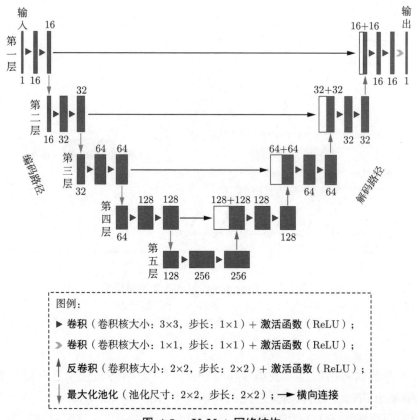

图 4.8　U-Net 网络结构

注：输入为待优化的图像，输出为优化后的图像。每层特征图旁的数字代表特征图的通道数。

高频信息，利用了横向连接的操作将编码路径上的低维特征图直接引入解码阶段，需要强调的是横向连接的两个特征图具有相同的尺寸，在特征图的通道维度上进行相连，连接后的特征图的通道数翻倍但是尺寸大小保持不变。

4.3　实验验证与分析

4.3.1　Linogram 解析重建方法图像重建实验

为了验证本书提出的 Linogram 重建算法的成像性能，本节模拟了 dual-SLCT 扫描模式，对应的成像参数如表 4.1 所示。

表 4.1　dual-SLCT 扫描数值模拟实验参数

参数	数值
光源到探测器的距离	500 mm
光源到物体中心的距离	360 mm
光源阵列长度	1000 mm
光源单元之间的间距	0.5 mm
探测器阵列长度	1000 mm
探测器单元间距	0.5 mm
第一段 SLCT 扫描的整体角 β	0
第二段 SLCT 扫描的整体角 β	$\dfrac{\pi}{2}$

对 Shepp-Logan 头模型进行 dual-SLCT 扫描，得到模拟的扫描投影后，采用推导出的适用于直线分布式光源静态 CT 的 Linogram 解析重建算法进行头模型的重建，重建结果如图 4.9 所示，这里为了进行对比，也展示了第 3 章提出的 LW-FBP 方法对应的头模型 dual-SLCT 扫描重建结果。从头模型的重建图像和剖面线可以看出，Linogram 方法对应的重建结果和 LW-FBP 方法取得的重建结果非常接近，并且二者都和头模型真值符合得很好，这说明了推导出的 Linogram 方法在直线分布式光源静态 CT 重建任务中的有效性。

为了进一步定量分析 Linogram 方法重建图像的质量，这里计算了重建图像的均方根误差 (root mean square error, RMSE)，具体的计算公式如下：

$$\text{RMSE} = \sqrt{\frac{1}{\text{Num}} \sum_{ij} \left(u_{ij}^{\text{rec}} - u_{ij}^{\text{label}} \right)^2} \tag{4-14}$$

其中，u_{ij}^{rec} 和 u_{ij}^{label} 分别是像素点 (i, j) 对应的重建值和真值；Num 为像素点的总数量。表 4.2 列出了 LW-FBP 和 Linogram 方法对应的重建图像 RMSE 误差和重建过程消耗时间。

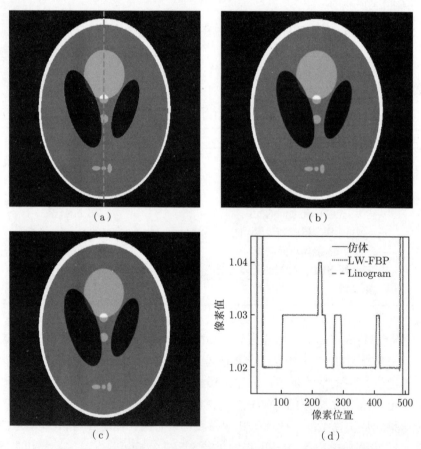

图 4.9　Shepp-Logan 头模型 dual-SLCT 扫描重建结果

图像大小：512 × 512 像素，像素尺寸：0.36 mm × 0.36 mm，显示灰度窗：[1, 1.04]。
（a）头模型离散图像；（b）LW-FBP 方法重建图像；（c）Linogram 方法重建图像；（d）为（a）、（b）和（c）的竖直剖面线，剖面线的具体位置如（a）中的竖直虚线所示，其中仿体对应头模型离散图像（真值）

表 4.2　**LW-FBP 和 Linogram 方法图像重建效果的定量分析**

参数	LW-FBP	Linogram
RMSE	6.88×10^{-2}	6.89×10^{-2}
消耗时间/s	87.24	10.02

可以发现：Linogram 方法取得的重建图像 RMSE 误差和 LW-FBP 方法的结果非常接近，这说明就重建图像准确性的角度而言，两种方法的性能基本一样；但是从重建算法的消耗时间来说，Linogram 方法的重建速度比 LW-FBP 方法快，这与 4.1.2 节中算法时间复杂度的理论分析相符。在实际应用中，这两种算法具体的消耗时间会随编程语言、编程优化策略等变化，但是二者的相对大小关系会维持不变。

为了进一步分析直线分布式光源静态 CT 和其重建方法的性能，这里还模拟了更大光源间距的扫描情况。具体地，将分布式光源阵列的光源单元间距由 0.5 mm 调整为 5 mm，其他扫描参数与表 4.1 保持一致，同样对 Shepp-Logan 头模型进行 dual-SLCT 扫描，分别采用 LW-FBP 方法和 Linogram 方法对扫描投影进行图像重建，结果展示在了图 4.10 中。可以发现，在 5 mm 这样比较大的光源间距下，两种方法都还能获得较好的图像质量，根据目前光源器件的制备水平，可以实现 5 mm 甚至更

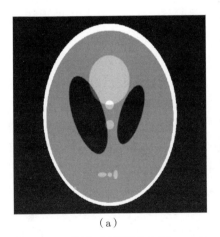
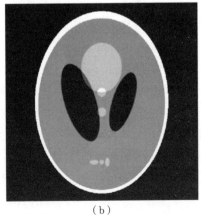

（a）　　　　　　　　　　　　　　（b）

图 4.10　更大光源间距下 Shepp-Logan 头模型 dual-SLCT 扫描重建结果

图像大小：512×512 像素，像素尺寸：0.36 mm $\times$ 0.36 mm，显示灰度窗：[1, 1.04]。

（a）LW-FBP 方法重建图像；（b）Linogram 方法重建图像

小间距的分布式光源阵列，这反应了该类 CT 系统和本书所提出的图像重建方法的可行性。

4.3.2　Linogram-Net 网络结构验证实验

4.2.1 节已经建立了基于先验知识的 Linogram 重建神经网络 Linogram-Net，并给出了具体的网络结构和工程实现，本节将通过 dual-SLCT 扫描投影的图像重建实验来验证 Linogram-Net 网络结构的正确性。

这里模拟了 dual-SLCT 的扫描模式，扫描几何参数与表 4.1 一致。模拟扫描的物体来自美国国立卫生研究院临床中心提供的腹部 CT 图像[152-154]。根据给定的 dual-SLCT 扫描参数对图像进行前向投影得到 dual-SLCT 扫描投影，在前向投影时，可以通过赋予被投影图像不同的像素尺寸来模拟不同大小的物体，这里模拟扫描的物体大小为 184.32 mm × 184.32 mm。根据模拟的 dual-SLCT 扫描参数和扫描物体尺寸可以知道，这是完备数据扫描的场景，获取的扫描投影不会出现数据缺失或者数据截断问题。回顾 4.1 节对 Linogram 解析重建方法的分析可以得出，对于数据完备扫描场景获取的投影，Linogram 解析重建方法可以获得准确的重建图像。Linogram-Net 网络在构建过程中，将 Linogram 解析重建物理准则以先验知识的方式引入，使得 Linogram-Net 中的每一网络层都对应 Linogram 解析重建过程中的一个运算操作，并且实现相同的功能，所以对于完备数据扫描的场景，可以直接由 Linogranm 解析重建理论来初始化 Linogram-Net 网络层中的权重参数，如果 Linogram-Net 网络结构设计正确，理论上 Linogram-Net 网络无须进行权重参数训练即可得到与 Linogram 解析重建方法一样准确的重建图像。

图 4.11 展示了完备数据扫描场景下，腹部 CT 数据的 dual-SLCT 模拟扫描投影对应的重建结果。可以发现，Linogram-Net 网络的重建图像与 Linogram 解析重建方法的重建图像基本一致，二者和真值图像都非常接近，重建图像上的剖面线从数值上进一步验证了两种方法的准确性。值得注意的是，这里的 Linogram-Net 网络未经训练，其网络层的权重参数是由 Linogram 解析重建理论直接初始化的，这说明 Linogram-Net 利用神经网络基本实现了 Linogram 解析重建的过程，反应了重建先验知识在网络设计过程中的有效性和 Linogram-Net 网络结构的正确性。

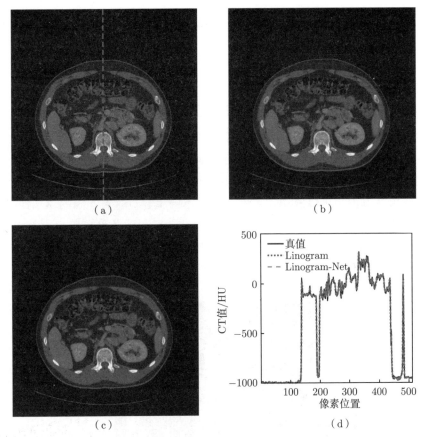

图 4.11　腹部 CT 数据 dual-SLCT 模拟扫描图像重建结果

图像大小: 512 × 512 像素，像素尺寸: 0.36 mm × 0.36 mm，显示灰度窗: [−180, 430] HU。
(a) 真值图像；(b) Linogram 解析重建方法重建图像；(c) Linogram-Net 网络重建图像，网络层的
权重参数由 Linogram 解析重建理论进行初始化；(d) 为 (a)、(b) 和 (c) 的竖直剖面线，剖面线的
具体位置为 (a) 中的竖直虚线

4.3.3　Linogram-Net 权重参数学习实验

4.3.2 节的实验结果说明，在完备数据扫描场景下，Linogram-Net 网络能取得和 Linogram 解析重建方法一样好的重建图像。如果数据发生缺失（比如有限角度扫描问题），那么两种方法会取得什么样的重建结果？根据之前的相关研究可以判断：Linogram 解析重建方法获得的重建图像上会出现有限角度伪影，严重影响重建值的准确性；而 Linogram-Net 作

为一个权重参数可学习的重建神经网络框架，可以通过数据集的训练来对网络层中的权重参数进行学习调整，达到改善有限角度重建的目标。本节将以有限角度扫描重建问题为例，展示 Linogram-Net 网络的权重参数学习能力。

4.3.3.1　dual-SLCT 有限角度扫描模拟

这里为了模拟 dual-SLCT 有限角度扫描的场景，将光源阵列的长度由 1000 mm 缩短至 720 mm，而其他的成像几何参数与表 4.1 保持一致。图 4.12 展示了有限角度扫描场景下重建区域中不同重建点的 X 射线角度覆盖范围，可以发现，重建区域中不同重建点有着不同的 X 射线角度覆盖范围，其中对于左下区域的重建点，X 射线角度覆盖范围超过了180°，而对于右上区域的重建点，X 射线角度覆盖范围小于 180°，这说明由此投影重建的图像会存在有限角度伪影。

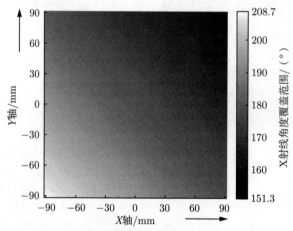

图 4.12　dual-SLCT 有限角度扫描场景下重建区域中不同重建点对应的 X 射线角度覆盖范围

4.3.3.2　数据集与网络训练细节

网络训练所用的数据来自美国国立卫生研究院临床中心提供的腹部三维 CT 图像数据集[152-154]。为了模拟 dual-SLCT 的有限角度扫描并产生对应的扫描投影，对一名病人的腹部三维 CT 图像，每隔 10 个切片选取 1 个切片并进行 dual-SLCT 前向投影，这样一名病人的腹部三维 CT 图像就会产生多个不同的 dual-SLCT 有限角度扫描投影，而获取的扫描投影对应的被投影切片可以视作物体真值图像。这里从数据集中选取了 80 名不同病人对应的腹部三维 CT 图像，按照以上的规则进行 dual-SLCT 有限角度扫描投影的模拟生成，每名病人大约产生 23 个不同的 dual-SLCT 有限角度扫描数据，80 名病人总计得到 1838 个样本。

神经网络应用任务中，通常会将样本数据集分成训练集和测试集，训练集用于神经网络的训练，测试集不参与神经网络的训练，而是用于训练好的网络模型的性能评估，这样做的目的是检验神经网络模型独立于训练集之外的泛化能力。但是在神经网络训练过程中，通常会遇到过拟合的问题[167]，即神经网络模型在训练集上表现很好，却在测试集上性能很差。为了提升神经网络模型在测试集合上的性能，一个简单的想法是根据神经网络在测试集上的输出结果对神经网络结构或者参数进行调整，但是这相当于在神经网络训练过程中利用到了测试集的信息，如果再用测试集对神经网络进行测试，就很难客观地检验神经网络的泛化能力。实际中常用的做法是从训练集中分出一个验证集，不参与神经网络的训练，只负责神经网络的评估。比较经典有效的是 k-fold 交叉验证 (k-fold cross validation)[168]，具体做法如下：将所有的样本分成 k 个子集，其中每个子集都会作一次验证集，而其余的 $k-1$ 个子集作为训练集，这样就会训练好 k 个权重参数不同的网络模型；之后计算 k 个网络模型在各自验证集上性能指标的平均值作为方法最后的评估。可以看出交叉验证方法最大限度地利用到了有限的数据集合，尽可能公正地反映出网络模型的泛化能力。在 Linogram-Net 网络训练过程中也采用 k-fold 交叉验证的方法，其中 k 取 5，将 80 名病人对应的 1838 个样本分为 5 个子集，每个子集都包含 16 名病人对应的样本。需要强调的一点是，同一名病人对应的样本不会落入不同的子集中，为了之后描述方便，fold-1 代表子集 1 为验证集，而子集 2~5 为训练集的数据集划分方式，同理，fold-2、fold-3、fold-4 和 fold-5 具有类似定义。

在 Linogram-Net 训练中，将冗余加权层的参数设置为可训练的，即图 4.6 中的 W_{red_β}，而其他网络层的参数在训练过程中保持不变，需要训练的网络权重参数对应的学习优化步骤如下：

1）将有限角度扫描投影输入 Linogram-Net 网络中，经过网络的前向传播，Linogram-Net 输出重建图像；

2）利用损失函数计算重建图像和真值图像间的误差，并将该误差通过损失函数的导数传递到需要训练的权重参数层；

3）基于计算得到的误差导数，利用预先选用的参数优化策略对权重参数进行优化调整以减小重建图像和真值图像间的误差，之后再回到步骤 1）输入新的样本继续训练，这样循环往复直到网络训练停止。

具体地，本次实验中，网络训练损失函数如式 (4-12) 所示，损失函数在 W_{red_β} 上的梯度传导由式 (4-13) 给出，参数优化策略为 Adadelata 算法[160]，网络共训练 70 个回合（所有训练样本都训练完为 1 个回合），初始学习率为 0.01，每过 10 个回合学习率衰减为原来的一半，Lingoram-Net 采用 TensorFlow 机器学习平台实施，部署在装有 Nvidia Tesla P40 显卡的计算机上。

4.3.3.3　Linogram-Net 网络性能评估

本节将展示权重参数学习之后的 Linogram-Net 网络在有限角度扫描重建上的性能表现。在用训练集的数据对 Linogram-Net 进行训练后，利用验证集上的样本对权重参数训练好的 Linogram-Net 进行测试，图 4.13 展示了验证集上两个不同的 dual-SLCT 有限角度扫描投影样本对应的重建图像。

从图 4.13 中的结果可以发现，有限角度扫描导致投影数据缺失，在 Linogram 解析重建方法对应的重建图像上出现了有限角度伪影，与真值图像相比，重建图像的右上区域重建值明显偏低；而 Linogram-Net 网络经过权重参数训练后，相较于 Linogram 解析重建方法，有限角度伪影得到抑制，重建图像质量得到提高。图 4.14 中有限角度扫描重建图像的剖面线进一步说明，经过网络训练后的 Linogram-Net 获得的图像重建值和图像真值更加接近。

为了定量分析 Linogram-Net 对有限角度重建的改善效果，在重建图像上选取了多个 ROI 并计算了每个 ROI 区域上 CT 值的均值，ROI 具体的位置已经在图 4.13（a）和图 4.13（d）中给出，另外，RMSE 误差被用来比较重建图像 ROI 均值和真值图像 ROI 均值间的差异，具体计算方法已经由式 (4-14) 给出。

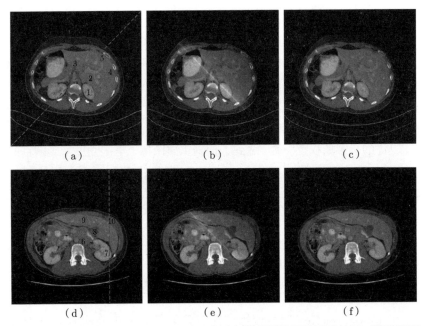

图 4.13　验证集上 dual-SLCT 有限角度扫描投影的图像重建结果 (前附彩图)

图像大小：512 × 512 像素，像素尺寸：0.36 mm × 0.36 mm，显示灰度窗：[−180, 430] HU。第
一行、第二行分别对应验证集上两个不同的样本。

（a）和（d）是真值图像；（b）和（e）是 Linogram 解析重建方法对应的重建图像；（c）和（f）是权
重参数训练后的 Linogram-Net 输出的重建图像

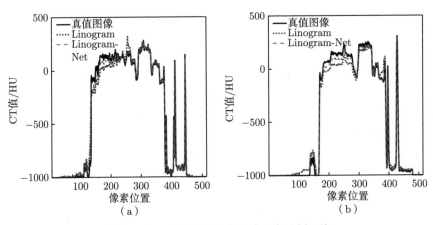

图 4.14　有限角度扫描重建图像的剖面线

（a）图 4.13 中第一行对应结果的剖面线，剖面线的具体位置如图 4.13（a）中虚线所示；（b）图 4.13
中第二行对应结果的剖面线，剖面线的具体位置如图 4.13（d）中虚线所示

表 4.3 总结了不同方法对应的重建图像 ROI 均值和 RMSE 误差，可以发现，与 Linogram 解析重建方法相比，权重参数训练后的 Linogram-Net 获得的重建图像 ROI 均值与真值图像的结果更加接近，可以将 RMSE 误差由 67.7 HU 降到 28.7 HU，这反映了 Linogram-Net 网络具备的权重参数学习能力，对于有限角度扫描重建问题，Linogram-Net 网络将投影域中的参数优化学习和图像域中的损失函数最小化相结合，通过数据集的训练获得了较优的投影域权重参数，达到了抑制重建图像上有限角度伪影的目的。

表 4.3   有限角度扫描重建图像中不同 ROI 上 CT 值的均值

HU

图像类别	区域 1	区域 2	区域 3	区域 4	区域 5	区域 6	区域 7	区域 8	区域 9	区域 10	RMSE
真值图像	216.7	131.3	127.1	124.8	128.7	103.6	233.3	34.5	146.4	63.7	—
Linogram	289.8	100.2	104.4	18.7	14.0	161.5	202.7	−10.5	99.5	−14.0	67.7
Linogram-Net	219.1	120.3	117.5	72.3	69.9	107.4	219.6	27.3	139.1	25.3	28.7

在 Linogram-Net 网络训练过程中采用了 5-fold 交叉验证的训练模式，接下来采用归一化均方误差 (normalized mean square error, NMSE) 作为评价指标来衡量 Linogram-Net 交叉验证的效果，NMSE 的计算公式如下：

$$\text{NMSE} = \frac{\sum\limits_{ij} \left(u_{ij}^{\text{rec}} - u_{ij}^{\text{label}} \right)^2}{\sum\limits_{ij} \left(u_{ij}^{\text{label}} \right)^2} \tag{4-15}$$

其中，u_{ij}^{rec} 和 u_{ij}^{label} 分别是像素点 (i, j) 对应的重建值和真值。表 4.4 列出了 Linogram-Net 网络在不同验证集上的 NMSE 误差，作为对比也展示了 Linogram 解析重建方法对应的结果。对于每个验证集，Linogram-Net 都取得了比 Linogram 解析重建方法小的 NMSE 误差，另外 Linogram-Net 可以将平均 NMSE 误差从 4.21×10^{-3} 降到 2.65×10^{-3}，这些结果进一步说明了 Linogram-Net 可以通过投影域权重参数学习来有效地抑制有限角度重建伪影并提高重建图像质量。

4.3.4　算法性能对比分析

Linogram-Net-V2 网络是 Linogram-Net 网络的改进版，它在 Linogram-Net 网络输出端引入了图像域优化网络 U-Net 来提升网络的表达学习能力，本节将对比分析 Linogram 解析重建方法、Linogram-Net、U-Net 和 Linogram-Net-V2 在有限角度扫描重建任务上的性能表现，这里采用的 U-Net 和 Linogram-Net-V2 中的图像域子网络具有相同的结构，在图 4.8 中已经给出。在神经网络训练过程中，对于 Linogram-Net 网络，只有权重参数 $W_{\mathrm{red}\beta}$ 参与训练；对于 U-Net 网络，所有层的权重参数都参与训练；对于 Linogram-Net-V2 网络，参与训练的网络层参数是 Linogram-Net 子网络中的权重参数 $W_{\mathrm{red}\beta}$ 和 U-Net 子网络所有层的权重参数。

表 4.4　　5-fold 交叉验证评估

验证子集	NMSE	
	Linogram	Linogram-Net
fold-1	4.45×10^{-3}	2.76×10^{-3}
fold-2	4.29×10^{-3}	2.71×10^{-3}
fold-3	3.67×10^{-3}	2.30×10^{-3}
fold-4	4.59×10^{-3}	2.89×10^{-3}
fold-5	4.05×10^{-3}	2.59×10^{-3}
平均值	4.21×10^{-3}	2.65×10^{-3}

图 4.15 展示了 fold-5 数据集划分方式下网络训练过程中训练集 Loss 曲线和验证集 Loss 曲线的变化情况，可以看出 Linogram-Net、U-Net 和 Linogram-Net-V2 这三个网络模型的训练集 Loss 曲线与验证集 Loss 曲线在经过 70 个回合的训练后都基本收敛了，其中 Linogram-Net-V2 网络在训练集和验证集上都取得了最小的 Loss 值。图 4.16 给出了验证集上一个样本有限角度重建的结果，相较于 Linogram-Net，U-Net 和 Linogram-Net-V2 都能进一步抑制有限角度伪影，使得图像重建值和真值更加接近，二者的剖面线与真值基本吻合。

　　为了深入、定量地比较分析这四种方法在有限角度重建问题上的性能表现，除了 NMSE 误差，这里还选取了另外两个常用的评估图像质量的指标：结构相似性 (structural similarity, SSIM)[169] 和峰值信噪比 (peak signal-to-noise ratio, PSNR)。SSIM 将图像的亮度、对比度和结构等信息组合在一起来衡量两张图片的相似度，SSIM 取值范围是 [0, 1]，值越大表示两张图片越相似，本书中采用的 SSIM 计算方式与文献 [169] 一致。

PSNR 通过计算像素点间的误差来衡量当前图像相对于参考图像的失真程度，单位是 dB，PSNR 的值越大代表图像失真程度越小，式 (4-16) 给出了 PSNR 的具体计算公式：

$$\text{PSNR} = 10 \log_{10} \left(\frac{\max_{ij}\left(\left(u_{ij}^{\text{label}}\right)^2 \right)}{\frac{1}{\text{Num}} \sum_{ij} \left(u_{ij}^{\text{rec}} - u_{ij}^{\text{label}} \right)^2} \right) \tag{4-16}$$

其中，u_{ij}^{rec} 和 u_{ij}^{label} 分别是像素点 (i,j) 对应的重建值和真值；Num 为像素点的总数量。表 4.5 展示了不同方法在 fold-5 验证集上取得的性能指标，在 NMSE、PSNR 和 SSIM 三个不同的性能指标上，Linogram-Net-V2 都取得了最好的结果。具体地，与传统的图像域优化网络 U-Net 相比，Linogram-Net-V2 将 NMSE 误差从 1.44×10^{-3} 降到 1.00×10^{-3}，将 PSNR 从 37.76 dB 提升到 39.33 dB，将 SSIM 从 0.93 提高到 0.96。这些结果说明，在图像域网络前端引入投影域权重参数可训练的网络有利于改善有限角度重建的伪影问题，同时可以降低整个网络框架学习的难度，这也从侧面反映了基于先验知识的重建神经网络 Linogram-Net 的可行性和有效性。

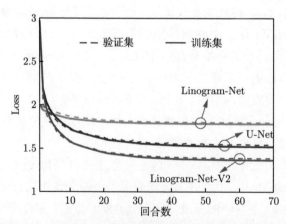

图 4.15　　网络训练过程中训练集和验证集损失函数变化曲线

注：为了方便显示，对损失函数值进行以 10 为底的对数化处理。

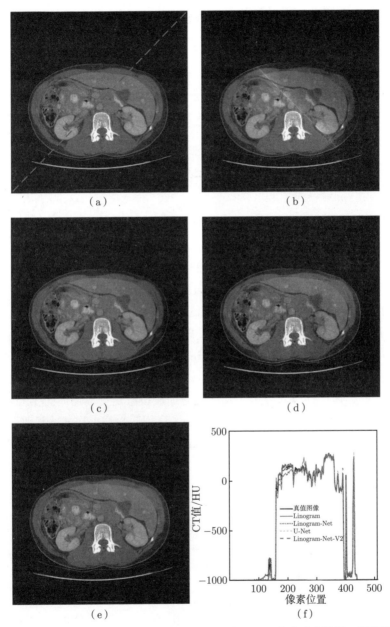

图 4.16 **fold-5 验证集上一个样本的真值图像和不同方法重建结果 (前附彩图)**

（a）真值图像；（b）、（c）、（d）和（e）分别是 Linogram 解析重建方法、Linogram-Net 网络、
U-Net 网络和 Linogram-Net-V2 网络对应的重建图像；（f）重建图像剖面线，剖面线具体位置
如（a）中的虚线所示

表 4.5　　不同方法在 fold-5 验证集上取得的性能指标

方法	NMSE	PSNR	SSIM
Linogram	4.05×10^{-3}	33.54 dB	0.88
Linogram-Net	2.59×10^{-3}	35.52 dB	0.90
U-Net	1.44×10^{-3}	37.76 dB	0.93
Linogram-Net-V2	$\mathbf{1.00 \times 10^{-3}}$	**39.33 dB**	**0.96**

4.4　讨论与总结

本章从直线分布式光源静态 CT 投影的傅里叶切片定理出发，推导出了一种直接傅里叶重建方法——Linogram 解析重建方法，同时创新地将 Linogram 解析重建方法与人工神经网络相互结合，建立了端到端、数据驱动式、参数可学习的基于先验知识的 Linogram 重建神经网络框架。

Linogram 采样这一概念由 Edholm 于 1987 年提出[79]，具体指：如果一个投影是一个物体的 Linogram 采样，则该物体中固定一点对应的投影点集中在一条直线上[79]。从 SLCT 原始投影与扫描物体的关系公式来看，很难将 Linogram 采样与 SLCT 成像联系起来。本章通过对几何加权投影和变形物体进行深入分析，发现几何加权投影是变形物体的 Linogram 采样，并利用这一重要的性质，推导出了适用于直线分布式光源静态 CT 的 Linogram 解析重建方法，这是 Linogram 方法一次新的发展和突破。与第 3 章提出的直接滤波反投影重建方法相比，Linogram 解析重建方法可以获得基本一致的重建图像质量，但是由于采用快速傅里叶变换技术替代了反投影操作，Linogram 解析重建方法有着更小的时间复杂度和更高的空间分辨率。

根据得到的直线分布式光源静态 CT 的 Linogram 解析重建理论，可以对整个重建过程进行数学建模，把重建中的不同步骤抽象成对应的操作符，之后将它们作为先验知识引入神经网络的设计中，最终建立了 Linogram 重建神经网络框架——Linogram-Net。这样做的好处主要是：在将神经网络强大的学习能力迁移到 CT 重建过程的同时，利用好有关 CT 的先验知识，减少了神经网络的参数量、降低了神经网络的训练难度、增加了神经网络的可解释性。在 Linogram-Net 框架建立过程中，解决了两大难点：一是网络的结构设计，需要将建立的图像重建数学模型用神经网络来表达；二是网络的工程实现，需要深入机器学习平台底层，根据现有需求自定义网络层操作符。实验结果表明，对于完备数据 dual-SLCT 扫描的场景，Linogram-Net 网络无须进行权重参数训练即可得到与 Linogram 解析重建方法一样准确的重建图像，这说明了 Linogram-Net 网络结构的准确性；对于不完备数据扫描的场景（如有限角度扫描），Linogram-Net 网络将投影域中的参数优化学习和图像域中的损失函数最小化相结合，通过神经网络的训练，可以明显地抑制有限角度伪影、提高重建图像质量，这反应了 Linogram-Net 网络的参数学习能力。

　　Linogram-Net 是一个用于 CT 图像重建的轻量级解析神经网络框架，具有网络结构相对简单、容易拓展、参数量少、训练难度低、可解释性强等特点，适合用于解决 CT 重建过程中相对简单的学习任务。为了进一步提升网络的学习表达能力，本章将 Linogram-Net 网络以级联的方式与图像域网络相互融合，得到 Linogram-Net-V2。相较于 Linogram-Net 网络和传统的图像域网络 U-Net，Linogram-Net-V2 在有限角度图像重建任务中有着最佳的性能表现，获得了最低的 NMSE 误差和最高的 PSNR 与 SSIM 指标，这些结果说明了在图像域前端引入投影域权重参数可训练的网络有利于解决有限角度重建的伪影问题，同时降低了整个网络框架学习的难度，这也从侧面反映了基于先验知识的 Linogram-Net 的可行性和有效性。

第 5 章 实际系统性能评估与成像优化策略

5.1 实际系统性能评估

为了进一步评估所提出的滤波反投影重建方法和直接傅里叶重建方法在实际应用中的性能表现，利用直线分布式光源静态 CT 实验原型机对实际物体进行了 dual-SLCT 扫描。图 5.1 为实验原型机，采用由碳纳米管 X 射线光源制备的直线分布式光源阵列，工作电压设置为 160 kV，光源阵列上光源单元的间距选择为 8 mm，通过调节光源到扫描物体和探测器的距离，使得穿过物体中心的等效探测器间距为 0.85 mm。由于实验设备和条件的限制，探测器阵列的长度不够长，这里利用探测器导轨带动探测器阵列来回移动进行投影数据的收集，等效模拟第一段 SLCT 扫描；由于只有一个直线分布式光源阵列，所以在第一段 SLCT 扫描后，人为地将物体转动 90°，进行第二段 SLCT 扫描，最终获得物体的 dual-SLCT 扫描投影数据。

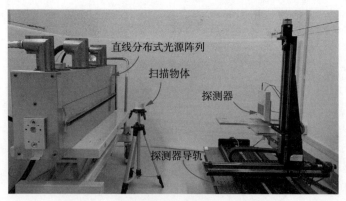

图 5.1　直线分布式光源静态 CT 原型机

实际实验中,采用的扫描物体为来自美国仿体实验室的 Catphan@600 仿体,为了对重建图像密度分辨能力、空间均匀性、空间分辨率等方面进行研究,分别选取了 Catphan@600 仿体中的 CTP404、CTP486 和 CTP528 模块进行 dual-SLCT 扫描,并应用 LW-FBP 方法和 Linogram 解析重建方法分别对获取的 dual-SLCT 扫描投影数据进行图像重建。

5.1.1　Catphan@600 仿体 CTP404 模块扫描成像实验

Catphan@600 仿体中的 CTP404 模块可以用来衡量重建图像空间位置准确性和密度分辨能力。CTP404 模块的具体参数见附录 A.2,该模块中包含多个不同材料的对比柱,这里应用 7 种不同材料的对比柱:Teflon、Delrin^{TM}、Acrylic、Polystyrene、LDPE、PMP 和空气,其中空气柱的数量为 2 个,其他材料的对比柱数量都为 1 个。由于不同材料的对比柱对于 X 射线的衰减能力不同,所以可以根据不同对比柱的重建效果来衡量重建算法的物质分辨能力。CT404 模块的直径为 150.0 mm,同时其内部有 4 个定位孔(其中一个定位孔中填充了 Teflon,其他为空气),定位孔之间的间距都是 50.0 mm,所以可以根据测量重建图像的大小和定位孔之间的间距来判断重建图像的空间位置是否准确。

首先利用 LW-FBP 方法和 Linogram 解析重建方法对 CTP404 模块的 dual-SLCT 扫描投影进行图像重建,结果如图 5.2 所示,这里根据像素个数计算得到该模块的大小为 150.0 mm,定位孔之间的间距为 50.0 mm,两种方法得到的结果是一致的,并且和模体的实际参数相符合,说明了 LW-FBP 方法和 Linorgam 解析重建方法获得的重建图像空间位置是准确的。接下来将这两种方法与 L-FBP 方法和 r-Para 方法进行对比,图 5.3 展示了不同方法对应的 CTP404 模块重建结果。可以发现,L-FBP 方法出现了明显的伪影,这是因为 L-FBP 方法中没有对冗余数据进行处理;LW-FBP 方法和 Linogram 方法的重建图像与重排平行束方法 r-Para 基本一致。

为了进一步定量衡量不同方法的图像重建效果,在 CT404 模块中选取了多个感兴趣区 (region of interest, ROI),包括不同材料的对比柱和背景,各个 ROI 在模型中的具体位置已经标在了图 5.3 (a) 中,表 5.1 计算了 ROI 区域上像素重建值的平均值,其中空气柱 ROI 为选取的 2 个空气柱 ROI 总体平均的结果。从表 5.1 可以发现，LW-FBP 方法和 Linogram 方法得到的重建图像 ROI 区域上像素重建值的平均值和 r-Para 方法的结果基本一致，同时不同材料对应的 ROI 区域均值是不同的，可以由此进行物质分辨，说明了 LW-FBP 方法和 Linogram 方法在实际仿体重建任务中的有效性。但是 L-FBP 方法得到的 ROI 区域上重建像素值的平均值明显大于 r-Para 方法取得的结果，这从侧面反应了冗余数据加权策略的有效性。

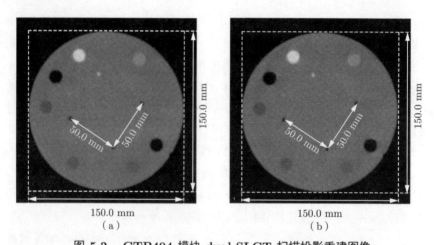

图 5.2　　CTP404 模块 dual-SLCT 扫描投影重建图像

重建图像大小：350×350 像素，像素尺寸：$0.5 \text{ mm} \times 0.5 \text{ mm}$，显示灰度窗：$[0.05, 0.3] \text{ cm}^{-1}$。
（a）LW-FBP 方法重建图像；（b）Linogram 解析重建方法重建图像

5.1.2　Catphan@600 仿体 CTP486 模块扫描成像实验

Catphan@600 仿体中 CTP486 模块是由同一种材料制成的均匀模块，可以用来测量重建图像的空间均匀性。首先利用原型机对该模块进行 dual-SLCT 扫描，然后分别采用 L-FBP 方法、r-Para 方法、LW-FBP 方法和 Linogram 解析重建方法进行图像重建，对应的结果如图 5.4 所示，同时在图 5.5 中画出了重建图像的剖面线。可以发现，L-FBP 方法得到的重建图像在左下角区域的重建像素值明显大于右上角区域的重建值；相比之下，LW-FBP 方法和 Linogram 方法得到的重建图像均匀性都比较好，与 r-Para 方法基本一致。

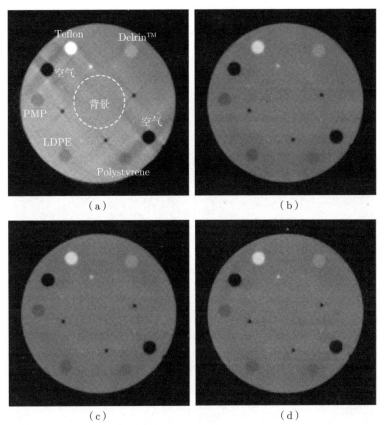

图 5.3 不同重建方法对应的 CTP404 模块 dual-SLCT 扫描重建图像

（a）L-FBP 方法；（b）r-Para 方法；（c）LW-FBP 方法；（d）Linogram 方法

表 5.1 CTP404 模块不同 ROI 上图像重建值的平均值

cm^{-1}

重建方法	空气	PMP	LDPE	Polystyrene	Delrin^{TM}	Teflon	背景
L-FBP	0.025	0.199	0.203	0.181	0.223	0.321	0.216
r-Para	0.023	0.140	0.145	0.153	0.201	0.272	0.178
LW-FBP	0.023	0.141	0.145	0.153	0.201	0.273	0.178
Linogram	0.023	0.142	0.146	0.152	0.201	0.273	0.178

为了进一步定量衡量重建图像的空间均匀性，在 CTP486 模块中选取了 6 个 ROI 区域，具体位置标注在了图 5.4（a）中。表 5.2 展示了不同重建方法对应的 ROI 区域上像素重建值的平均值，并定义了不均匀度

如下：

$$\text{Diff} = \frac{\max(m_i) - \min(m_i)}{\min(m_i)} \times 100\%, \quad i = 1, 2, 3, 4, 5, 6 \qquad (5\text{-}1)$$

其中，m_i 表示编号为 i 的 ROI 区域上像素重建值的平均值；Diff 的值越大代表重建图像的空间不均性越大。

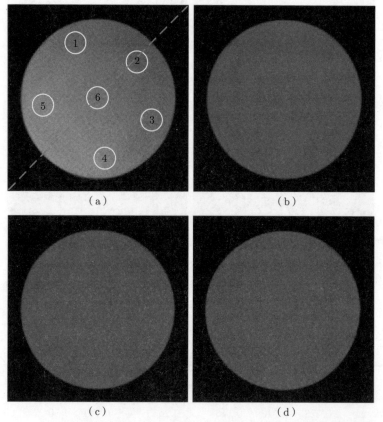

图 5.4   不同重建方法对应的 CTP486 模块 dual-SLCT 扫描重建图像
(a) L-FBP 方法；(b) r-Para 方法；(c) LW-FBP 方法；(d) Linogram 方法

由表 5.2 计算得到的结果可以知道：在 L-FBP 方法的重建图像中，不同 ROI 区域上的平均值差异比较大，不均匀度 Diff 达到了 24.3%，这是因为在 dual-SLCT 扫描下，物体不同位置的点对应的数据冗余情况是不一致的，不进行冗余数据处理直接重建图像，会导致物体的重建像素值偏大，同时物体不同区域上像素重建值偏大的程度是不一致的；而在 LW-FBP 方法和 Linogram 方法得到的重建图像中，不同 ROI 区域的平均值差异都相对较小，说明两种方法重建图像的空间均匀性较高，对应的 Diff 值分别为 2.5% 和 3.1%，基本达到和重排平行束方法相同的水平。

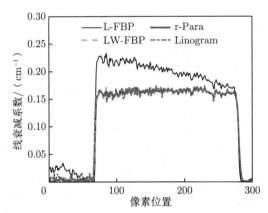

图 5.5　不同重建方法对应的 CTP486 模块重建图像的一维剖面线

注：剖面线具体位置如图 5.4（a）中的虚线所示。

表 5.2　CTP486 模块不同 ROI 上图像重建值的平均值

cm^{-1}

重建方法	区域 1	区域 2	区域 3	区域 4	区域 5	区域 6	Diff
L-FBP	0.191	0.177	0.192	0.217	0.220	0.201	24.3%
r-Para	0.162	0.160	0.163	0.163	0.163	0.165	3.1%
LW-FBP	0.162	0.160	0.163	0.163	0.164	0.164	2.5%
Linogram	0.162	0.160	0.163	0.163	0.164	0.165	3.1%

5.1.3　Catphan@600 仿体 CTP528 模块扫描成像实验

Catphan@600 仿体中 CTP528 模块的具体参数见附录 A.3，它包含 21 个空间分辨率测量块，对应的空间分辨率依次从 1 ~ 21 lp/cm，对该模块进行实际扫描重建实验可以分析重建方法能够获得的空间分辨率。

图 5.6 展示了 r-Para 方法、LW-FBP 方法和 Linogram 方法对应的 CTP528 模块重建图像和局部区域的放大图，其中重排平行束方法采用两

种不同的重排探测器间距,分别是等效探测器尺寸的 $\frac{1}{3}$ 和 $\frac{1}{10}$。从 CTP528 模块的重建结果可以发现,即使采用极其小的重排探测器间距,r-Para 方法取得的重建图像空间分辨率也会低于 LW-FBP 方法和 Linogram 方法,这是因为 r-Para 方法中投影重排的操作会损失空间分辨率;而 Linogram 方法的空间分辨率会略高于 LW-FBP 方法,这是因为 Linogram 方法利用傅里叶变换取代了 LW-FBP 方法中的反投影操作。

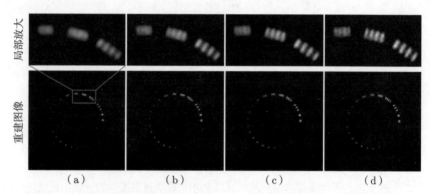

图 5.6　不同重建方法对应的 CTP528 模块 dual-SLCT 扫描重建结果

重建图像大小:350 × 350 像素,像素尺寸:0.5 mm × 0.5 mm,显示灰度窗:[0.21, 0.3] cm^{-1}。
(a) r-Para 方法,采用的重排探测器间距是等效探测器间距的 $\frac{1}{3}$;(b) r-Para 方法,采用的重排探测器间距是等效探测器间距的 $\frac{1}{10}$;(c) LW-FBP 方法;(d) Linogram 方法

5.2　截断投影补全与重建 ROI 扩大

对于直线分布式光源静态 CT 成像模式,之前的章节中已经给出了适用于该成像模式的一种滤波反投影重建算法 (LW-FBP) 和一种直接傅里叶重建算法 (Linogram)。将这两种解析重建算法应用到 SLCT 成像任务时,都需要对投影沿着探测器方向(滤波方向)进行傅里叶变换的操作,所以为了获得比较准确的重建图像应该满足投影沿着滤波方向是非截断的条件,而这个条件会限制重建 ROI 区域的大小。本节首先对 dual-SLCT 扫描模式下的重建 ROI 进行分析,然后根据不同扫描段投影在拉东空间中的数学联系提出截断投影的补全策略,进而扩大重建 ROI

的尺寸，最后利用仿真数据和真实 CT 实验对提出的方法进行验证。

5.2.1　重建 ROI 分析

当采用 LW-FBP 方法或者 Linogram 方法对直线段光源静态 CT 扫描投影进行图像重建时，为了获得比较准确的重建图像，重建 ROI 区域的位置和大小通常受到下面两个条件的限制：

- **COND-I：**扫描物体中的每个点都至少有 180° 的射线角度覆盖位置；
- **COND-II：**投影沿着滤波方向是非截断的。

COND-I 是数据完备性条件，在实际应用中由于光源和探测器阵列的长度都是有限的，所以单独一段 SLCT 扫描不能满足 COND-I 条件，但是在引入的 dual-SLCT 扫描模式中（图 3.1），它包含两段整体角 β 相差 90° 的 SLCT 扫描，这时 COND-I 条件能够得到满足。特别地，第一段 SLCT 扫描提供 $-45° \sim 45°$ 的投影数据，第二段 SLCT 扫描提供 $-135° \sim -45°$ 的投影数据。

COND-II 是非截断条件，目的是避免在重建图像上出现截断伪影，这个条件对于需要投影滤波操作的重建方法十分重要，所以在满足 COND-I 条件的基础上，COND-II 条件会使得 LW-FBP 方法和 Linogram 方法对应的重建 ROI 区域尺寸进一步减小。

图 5.7（a）对 dual-SLCT 扫描模式中同时满足条件 COND-I 和 COND-II 的重建 ROI 进行了分析：为了满足 COND-I 条件，重建 ROI 应该位于四边形 $AHBG$ 中；而为了满足 COND-II 条件，重建 ROI 区域应该位于三角形 ESF 中。所以最大重建圆区域应该是四边形 $AHBG$ 和三角形 ESF 相交区域的最大内切圆，记作 $\mathrm{ROI_{ori}}$。

$$\max_{\overline{OO''}} \quad \min\left(\overline{OJ}, \overline{OW}, \overline{OO''}\right)$$
$$\text{s.t.} \quad 0 \leqslant \overline{OO''} \leqslant \overline{O''S} \tag{5-2}$$

当光源阵列的半长度 l_m、探测器阵列的半长度 t_m 和光源阵列到探测器阵列的距离 d_{sd} 确定时，$\mathrm{ROI_{ori}}$ 的半径随着 $\mathrm{ROI_{ori}}$ 的中心到探测器阵列的距离 $\overline{OO''}$ 而变化。这时可以通过解决式 (5-2) 的优化问题确

定 ROI_{ori} 的具体位置和尺寸，该优化问题最优解对应的目标函数值即为 ROI_{ori} 的半径。式 (5-2) 中的 $\overline{OJ}$ 和 $\overline{OW}$ 都可以用 $\overline{OO''}$ 进一步表示为

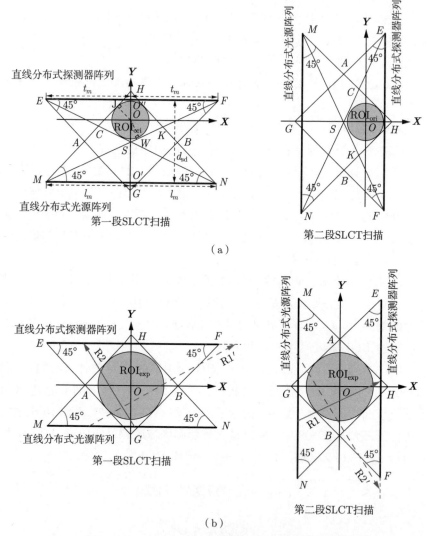

图 5.7　　dual-SLCT 扫描模式的重建 ROI 分析

（a）同时满足条件 COND-I 和 COND-II 的最大重建圆区域，记作 ROI_{ori}；（b）只满足条件 COND-I 的最大重建圆区域，记作 ROI_{exp}

$$\begin{cases} \overline{OJ} = \dfrac{l_m + \overline{OO''} - d_{\mathrm{sd}}}{\sqrt{2}} \\ \overline{OW} = \sqrt{\left(d_{\mathrm{sd}} - \overline{OO''}\right)^2 + l_m^2} \times \\ \qquad \sin\left(\arctan\left(\dfrac{d_{\mathrm{sd}} - \overline{OO''}}{l_m}\right) - \arctan\left(\dfrac{d_{\mathrm{sd}}}{l_m + t_m}\right)\right) \end{cases} \tag{5-3}$$

这里将光源阵列的长度、探测器阵列的长度和光源阵列到探测器阵列的距离分别取为 1000 mm、1000 mm 和 500 mm（与之前章节仿真实验中选取的参数一致），结合式 (5-3)，可以得到式 (5-2) 中优化问题的目标函数值和 $\overline{OO''}$ 的关系（图 5.8），当 $\overline{OO''}$ 为 139.6 mm 时，该优化函数问题的目标函数取得最大值为 98.7 mm，即 $\mathrm{ROI_{ori}}$ 的半径是 98.7 mm。

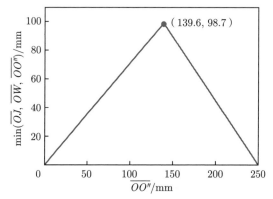

图 5.8　优化问题的目标函数值随 $\overline{OO''}$ 的变化曲线

图 5.7（b）展示了只满足 COND-I 条件而忽略 COND-II 条件的最大重建圆区域，记作 $\mathrm{ROI_{exp}}$。由于不需要满足投影非截断的条件，$\mathrm{ROI_{exp}}$ 是四边形 $AHBG$ 的最大内接圆，其尺寸得到了拓展并会超过 $\mathrm{ROI_{ori}}$ 的尺寸，值得注意的是 $\mathrm{ROI_{exp}}$ 的中心和 $\mathrm{ROI_{ori}}$ 的中心是不同的，这时两段 SLCT 扫描间的相对空间位置要根据具体重建 ROI 的中心位置进行调整。对于同样的 dual-SLCT 系统参数配置（光源阵列的长度、探测器阵列的长度和光源阵列到探测器阵列的距离分别取为 1000 mm、1000 mm 和 500 mm），经过计算，$\mathrm{ROI_{exp}}$ 的半径为 176.8 mm，超过了 $\mathrm{ROI_{ori}}$ 的 98.7 mm。但是，由于不满足 COND-II 条件，直接在拓展的 $\mathrm{ROI_{exp}}$ 上利

用 LW-FBP 方法或者 Linogram 方法进行图像重建会产生截断伪影。

5.2.2 截断投影补全策略

经过 5.2.1 节的讨论可以知道：由于满足投影非截断条件，利用 LW-FBP 方法和 Linogram 方法都可以在 ROI_{ori} 上获得准确的重建图像而不会产生截断伪影，但是这一条件也限制了 ROI_{ori} 的尺寸；因为忽略投影非截断条件，ROI_{exp} 的尺寸得到了拓展，但是截断伪影的问题也会随之而来。本节将讨论并给出改善 ROI_{exp} 上重建图像截断伪影问题的策略和方法。

图 2.6 已经给出了整体角为 β 的 SLCT 成像几何。具体地，在 dual-SLCT 扫描模式中，对于第一段 SLCT 扫描，整体角 $\beta = 0°$，对于第二段 SLCT 投影，整体角 $\beta = 90°$。利用式 (2-20) 中 SLCT 投影的定义，可以分别写出 dual-SLCT 扫描模式中第一段、第二段投影有关物体函数 $f(x, y)$ 的表达式如下：

$$
\begin{cases}
q_{\text{I}}(l_1, t_1) = \displaystyle\int_{-\infty}^{+\infty} \int_{-\infty}^{+\infty} \frac{\sqrt{(l_1 - t_1)^2 + D^2}}{y + D} f(x, y) \delta\left(\frac{xD + yl_1}{y + D} - t_1 \right) \mathrm{d}x\mathrm{d}y \\[3mm]
q_{\text{II}}(l_2, t_2) = \displaystyle\int_{-\infty}^{+\infty} \int_{-\infty}^{+\infty} \frac{\sqrt{(l_2 - t_2)^2 + D^2}}{x + D} f(x, y) \delta\left(\frac{xl_2 - yD}{x + D} - t_2 \right) \mathrm{d}x\mathrm{d}y
\end{cases}
$$

$$(5\text{-}4)$$

由于 ROI_{exp} 满足 COND-I 条件，所以第一段扫描投影 q_{I} 和第二段扫描投影 q_{II} 合在一起能够为 ROI_{exp} 上的每个点都提供至少 180° 的投影数据。这时，对于一段 SLCT 扫描投影中一条截断的投影线，总可以在另一段 SLCT 扫描投影中找到与该截断投影线经过相同物体路径并且非截断的投影线，即利用两段投影在拉东空间中的联系可相互进行截断部分的投影补全。在图 5.7（b）中给出了具体的例子：可以利用第二段 SLCT 扫描中存在的投影线 R1 补全第一段 SLCT 扫描中截断的投影线 R1′；可以利用第一段 SLCT 扫描中存在的投影线 R2 补全第二段 SLCT 扫描中截断的投影线 R2′。

根据式 (5-4) 中两段投影的具体表达式，截断投影补全策略可以具体地写为：

1）当第一段 SLCT 扫描中的投影线发生截断时，根据式 (5-5)，利用第二段 SLCT 扫描中与该截断投影线经过相同物体路径的投影线进行补全。

$$q_{\mathrm{I}}(l_1, t_1) = q_{\mathrm{II}}(l_2, t_2)\Big|_{l_2 = \frac{-(D+t_1)D}{l_1 - t_1},\ t_2 = \frac{-t_1 D}{l_1 - t_1}} \tag{5-5}$$

2）当第二段 SLCT 扫描中的投影线发生截断时，根据式 (5-6)，利用第一段 SLCT 扫描中与该截断投影线经过相同物体路径的投影线进行补全。

$$q_{\mathrm{II}}(l_2, t_2) = q_{\mathrm{I}}(l_1, t_1)\Big|_{l_1 = \frac{(t_2-D)D}{l_2 - t_2},\ t_1 = \frac{t_2 D}{l_2 - t_2}} \tag{5-6}$$

5.2.3　实验验证与分析

5.2.3.1　数值模拟实验

这里模拟的 dual-SLCT 扫描参数如表 5.3 所示，根据 5.2.1 节的分析可以知道，当光源阵列的长度、探测器阵列的长度和光源阵列到探测器阵列的距离分别取为 1000 mm、1000 mm 和 500 mm 时，只满足 COND-I 条件而忽略 COND-II 条件的 $\mathrm{ROI_{exp}}$ 的半径为 176.8 mm，而这时光源阵列到 $\mathrm{ROI_{exp}}$ 中心的距离为 250 mm。

表 5.3　dual-SLCT 扫描数值模拟实验参数

参数	数值
光源到探测器的距离	500 mm
光源到物体中心的距离	250 mm
光源阵列长度	1000 mm
光源单元之间的间距	0.5 mm
探测器阵列长度	1000 mm
探测器单元间距	0.5 mm
第一段 SLCT 扫描的整体角 β	0
第二段 SLCT 扫描的整体角 β	$\dfrac{\pi}{2}$

二维 Shepp-Logan 头模型被当作扫描物体进行 dual-SLCT 模拟扫描，获得的第一段和第二段扫描投影分别如图 5.9（a）和图 5.9（b）所示，可以发现由于仿体所处的扫描区域 $\mathrm{ROI_{exp}}$ 不满足 COND-II 条件，所以

获得的投影沿着探测器方向存在截断问题，采用 5.2.2 节提出的投影补全策略可以进行截断投影补全，结果如图 5.9（c）和图 5.9（d）所示，补全后的投影已经不存在截断问题。

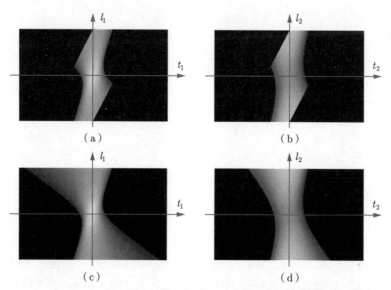

(a)　　　　　　　　　　　　　(b)

(c)　　　　　　　　　　　　　(d)

图 5.9　Shepp-Logan 头模型 dual-SLCT 扫描投影

（a）和（b）分别是第一段和第二段扫描对应的投影 $q_{\mathrm{I}}(l_1, t_1)$ 和 $q_{\mathrm{II}}(l_2, t_2)$，在探测器 t 方向上发生了投影截断；（c）和（d）分别是第一段和第二段投影在应用本书提出的投影补全策略进行补全后的结果

接下来利用之前章节推导出的 LW-FBP 方法和 Linogram 方法分别对原始扫描投影和投影补全策略补全后的投影进行图像重建，结果展示在图 5.10 中。可以发现，由于原始投影沿着滤波方向存在着截断问题，所以 LW-FBP 方法和 Linogram 方法由原始投影获得的重建图像上都存在着明显的截断伪影，但是利用本书提出的截断投影补全策略进行投影补全后，两种重建方法由补全后的投影得到的重建图像上截断伪影基本消失，说明了截断投影补全策略的有效性。图 5.11 中重建图像上的剖面线进一步说明本书提出的截断投影补全策略可以提升 LW-FBP 方法和 Linogram 方法的重建图像质量和重建值准确度。

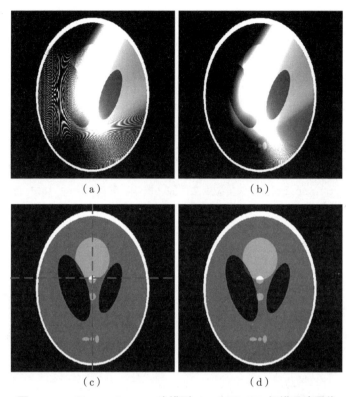

图 5.10 Shepp-Logan 头模型 dual-SLCT 扫描重建图像

图像大小：512 × 512 像素，像素尺寸：0.625 mm × 0.625 mm，显示灰度窗：[1, 1.04]。
（a）和（b）分别是 LW-FBP 方法和 Linogram 方法对原始扫描投影重建的结果；（c）和（d）分别是
LW-FBP 方法和 Linogram 方法对采用截断投影补全策略补全后的投影重建的结果

5.2.3.2 实际数据实验

为了进一步验证投影补全策略的有效性，在直线分布式光源静态 CT 原型机上扫描了 Catphan 仿体中的 CTP404 模块，该模块对应的具体参数见附录 A.2，在扫描过程中通过减小探测器来回移动的距离，使得投影发生截断，但仍然满足 COND-I 条件。图 5.12 给出了分别由 LW-FBP 方法和 Linogram 方法获得的 CTP404 模块的重建图像，其中图 5.12（a）和图 5.12（b）为原始扫描投影对应的重建结果，图 5.12（c）和图 5.12（d）为采用截断投影补全策略补全后的投影对应的重建结果。

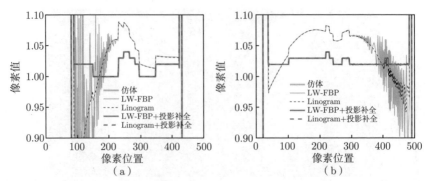

图 5.11 　 Shepp-Logan 头模型离散图像（仿体）和其对应的 dual-SLCT 扫描
重建图像的剖面线（前附彩图）

（a）水平剖面线，剖面线具体位置如图 5.10（c）中水平虚线所示；（b）竖直剖面线，剖面线具体位置
如图 5.10（c）中竖直虚线所示

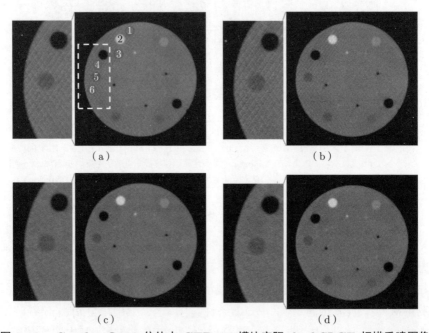

图 5.12 　 Catphan@600 仿体中 CTP404 模块实际 dual-SLCT 扫描重建图像

图像大小：350×350 像素，像素尺寸：$0.5 \text{ mm} \times 0.5 \text{ mm}$，显示灰度窗：$[0.05, 0.3] \text{ cm}^{-1}$。
（a）和（b）分别是 LW-FBP 方法和 Linogram 方法对原始扫描投影重建的结果；（c）和（d）分别
是 LW-FBP 方法和 Linogram 方法对采用截断投影补全策略补全后的投影重建的结果

对于 LW-FBP 和 Linogram 两种方法，由原始投影重建的图像上都能观察到明显的截断伪影，而截断投影补全策略能够有效地抑制截断伪影，提升两种方法重建图像的质量。在 CTP404 模块的重建图像上选取了 6 个均匀的区域，具体位置标注在图 5.12（a）中，并在表 5.4 中计算了每个均匀区域的相对标准差（relative standard deviation, RSD），均匀区域的 RSD 值可以表征重建图像上的截断伪影严重程度，RSD 值越小说明截断伪影越少。这里还定义了 R_{imp} 来评估截断投影补全策略对于重建图像上均匀区域 RSD 值的降低能力：

$$R_{\mathrm{imp}} = \frac{1}{N} \sum_{i=1}^{N} \frac{\mathrm{RSD}_i - \mathrm{RSD}_i^*}{\mathrm{RSD}_i} \times 100\% \tag{5-7}$$

其中，i 是选定的均匀区域的编号；RSD_i 代表未采用投影补全策略的重建图像上区域 i 的相对标准差；RSD_i^* 代表采用了投影补全策略的重建图像上区域 i 的相对标准差；N 是选定的区域的总数量。

表 5.4　　CTP404 模块重建图像上选定的均匀区域相对标准差

重建方法	区域 1	区域 2	区域 3	区域 4	区域 5	区域 6	R_{imp}
LW-FBP	0.030	0.023	0.039	0.044	0.059	0.051	—
LW-FBP + 投影补全	0.021	0.015	0.023	0.023	0.032	0.029	40.4%
Linogram	0.037	0.030	0.048	0.054	0.070	0.064	—
Linogram + 投影补全	0.025	0.022	0.028	0.031	0.039	0.037	38.3%

由表 5.4 中计算的结果可以发现，对于 LW-FBP 方法或者 Linogram 方法的重建图像，在每个选定的均匀区域上，截断投影补全策略都能降低相对标准差。具体地，截断投影补全策略能够使 LW-FBP 方法获得的相对标准差平均降低 40.4%，使 Linogram 方法获得的相对标准差平均降低 38.3%，这进一步说明了本书提出的截断投影补全策略在截断伪影抑制、提升重建图像质量方面的有效性。

5.3　倾斜直线扫描模式

5.3.1　一种直线分布式光源静态 CT 扫描的三维实现

图 5.13 给出了一种直线分布式光源静态 CT 扫描的三维实现，不同于 3.4 节，这里扫描物体和 SLCT 扫描段在 Z 方向上存在相对位移，以增加扫描物体 Z 方向上的重建范围。该扫描模式包含一个平移台和多段位于不同平面内的 SLCT 扫描，直线分布式光源阵列上光源点交替闪烁的同时，平移台带动扫描物体通过不同的 SLCT 扫描段，最终获得扫描物体的三维投影数据。每个 SLCT 扫描段包含一个一维直线分布式光源阵列和一个二维平板探测器阵列，光源阵列和探测器阵列相互平行，二者分布在平移台两侧。每个 SLCT 扫描段具有不同的整体角 β 用来获取物体在不同角度的投影数据，这里 β 的定义和之前章节的定义一致，即平板探测器法线与 Y 轴的夹角。

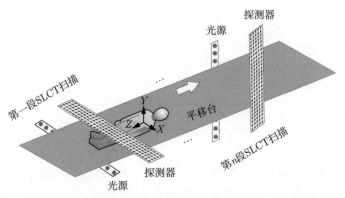

图 5.13　直线分布式光源静态 CT 扫描的三维实现

在获取物体的扫描数据时，物体随着平移台沿着 Z 方向运动，每段 SLCT 扫描依次进入发光工作状态：在某段 SLCT 扫描进入发光工作时，从该扫描段第一个光源单元开始依次发出 X 射线直到最后一个光源单元结束发光，然后下一个 SLCT 扫描段进入发光工作状态。通过所有扫描段采集投影数据的组合为扫描物体提供三维重建所需要的投影数据。

5.3.2　倾斜直线扫描轨迹分析

dual-SLCT 扫描是多段 SLCT 扫描中最具有代表性的一种扫描模式，其中第一段和第二段 SLCT 扫描的整体夹角 β 分别为 0° 和 90°，dual-SLCT 扫描模式在实际应用中有着很大的潜能，这里对 dual-SLCT 的三维实现进行深入的分析。

首先定义 dual-SLCT 扫描模式的一个扫描周期为：从第一段 SLCT 扫描的第一个光源单元开始闪烁到第二段 SLCT 扫描的最后一个光源单元结束闪烁所经历的时间。同时将平移台在 dual-SLCT 的一个扫描周期内沿着 Z 方向移动的距离记作 P。随着平移台运动，dual-SLCT 扫描可以实现扫描物体的三维投影数据获取，图 5.14 展示了以扫描物体为中心的坐标系中 dual-SLCT 三维扫描的光源点相对于物体的移动轨迹，可以发现每一段 SLCT 扫描对应的光源轨迹在三维空间中都可以看作一条倾斜的直线，使得 dual-SLCT 整体光源扫描轨迹为拼接在一起的多条倾斜直线，将这种特殊的光源扫描轨迹称为"倾斜直线扫描轨迹"（tilting straight-line trajectory, TSLT）。值得注意的是，第一段 SLCT 扫描对应的光源轨迹和第二段 SLCT 扫描对应的光源轨迹在 Z 方向上可能会发生重叠，两条轨迹在 Z 方向上重叠的长度记作 Δd，其具体的计算公式如下：

$$\Delta d = \mathrm{mod}(S, P) \tag{5-8}$$

其中，取余算子 $\mathrm{mod}(\mathrm{num1}, \mathrm{num2})$ 返回 num1 除以 num2 的余数；S 为第一段 SLCT 扫描的光源阵列和第二段 SLCT 扫描的光源阵列在 Z 方向的间距。通过控制平移台移动的速度和分布式光源阵列上光源闪烁的速度，很容易满足 S 为 P 的整数倍，这时有 $\Delta d = 0$，即第一段 SLCT 扫描的光源轨迹和第二段 SLCT 扫描的光源轨迹在 Z 方向上是连续的，且不存在重叠（此时数据利用率最大）。在之后的章节中若不特殊强调，Δd 默认设置为 0。

5.3.3　倾斜直线扫描的解析重建算法

之前的章节已经介绍了 dual-SLCT 扫描模式的三维实现，并且对该模式中的光源扫描轨迹进行了深入分析，发现在以扫描物体为中心的三维空间中，dual-SLCT 三维扫描模式对应的整体光源扫描轨迹为拼接在

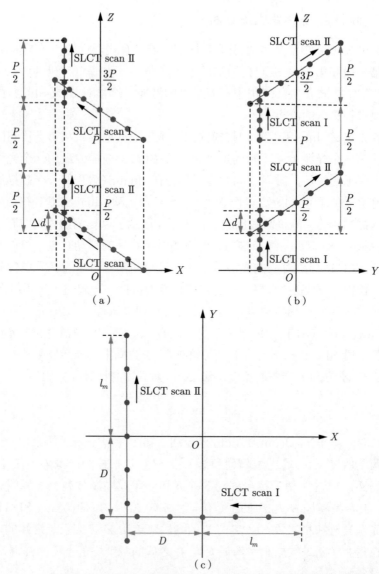

图 5.14　以扫描物体为中心的坐标系中 dual-SLCT 三维扫描的光源点相对于扫描物体的移动轨迹

注：（a）、（b）和（c）分别是光源在 X-Z 平面、Y-Z 平面和 X-Y 平面上的移动轨迹。SLCT scan I 代表第一段 SLCT 扫描，而 SLCT scan Ⅱ 代表第二段 SLCT 扫描。O 为扫描物体的中心；P 为平移台在一个 dual-SLCT 扫描周期内沿着 Z 方向移动的距离；Δd 为第一段 SLCT 扫描的光源轨迹和第二段 SLCT 扫描的光源轨迹在 Z 方向上重叠的距离；l_m 为光源阵列的长度；D 为光源阵列到扫描物体中心的距离。

一起的多条倾斜直线，本节将推导出适用于这种 dual-SLCT 三维扫描模式的图像重建算法。值得注意的是，尽管 dual-SLCT 两个不同的扫描段位于两个不同的平面，但是当两个扫描段的光源轨迹在 Z 方向的重叠距离 Δd 等于 0 时，从异面的两段 SLCT 三维扫描获得的投影数据和同面的两段 SLCT 三维扫描的投影数据是等效的，所以为了叙述方便，本节的图像重建算法是基于同面配置的 dual-SLCT 三维扫描推导的。

图 5.15 展示了 dual-SLCT 三维扫描模式的第 T 个扫描周期内整体角为 β 的扫描段的成像几何，图中的投影线 $q_\beta(l, t, \tilde{z})$ 表示：发光的光源单元相对光源阵列中心的偏移距离为 l，对应的等效探测器单元相对二维等效探测器阵列中心 $\tilde{O}$ 的横向和纵向偏移距离分别为 t 和 $\tilde{z}$。随着平移台的移动，扫描物体和 SLCT 扫描段在 Z 方向上会发生相对位移，所以不同扫描周期内不同的光源单元发光时，SLCT 扫描段中心在以扫描物体为中心的坐标系中会对应不同的 Z 轴坐标。在 dual-SLCT 的第 T 个扫描周期内，第 i 个 SLCT 扫描段中，相对于光源阵列中心偏移距离为 l 的光源单元发光时，该光源单元所处的 SLCT 扫描段的中心 $\tilde{O}$ 对应的 Z 轴坐标（以扫描物体为中心的三维坐标系）可以表示为

$$z_{\tilde{O}} = \left(\frac{l + l_m}{4l_m} + \frac{i - 3}{2} + T \right) P + z_{\text{init}} \tag{5-9}$$

这里 z_{init} 为扫描刚开始时 SLCT 扫描段中心的初始 Z 轴坐标。在使用式 (5-9) 时，对于 dual-SLCT 扫描模式中的第一个 SLCT 扫描段，i 取为 1；对于 dual-SLCT 扫描模式中的第二个 SLCT 扫描段，i 取为 2。

在重建扫描物体中一个点 (x, y, z) 时，需要两段完整的 SLCT 扫描投影数据，如果扫描物体和 SLCT 扫描段不存在 Z 方向的相对移动，那么可以用 3.4 节中得到的滤波反投影重建方法进行三维物体重建。但是为了增加扫描物体 Z 方向上的重建范围，就需要让扫描物体和 SLCT 扫描段发生 Z 方向的相对位移，如本节所关注的扫描物体和 SLCT 扫描段存在相对位移的 dual-SLCT 三维扫描模式。对于这种成像模式的三维重建问题，同样需要两段完整的 SLCT 扫描投影数据，但是同一个扫描光源在不同的扫描周期都会闪烁发光，这时要选取与待重建点在 Z 方向上距离最近的扫描光源对应的投影数据，来组成最终用于图像重建的两段 SLCT 投影数据。图 5.16 展示了为待重建像素点选取对应扫描光源以组

成两段 SLCT 投影数据的例子，根据 Z 方向距离最近的原则：

1）对于图 5.16 中像素点 1：选取 $T-1$ 周期内第一段 SLCT 扫描中的 3、4、5、6 和 7 光源单元对应的扫描数据和 T 周期内第一段 SLCT 扫描中的 1 和 2 光源单元对应的扫描数据共同组成最终的第一段 SLCT 投影数据；选取 $T-1$ 周期内第二段 SLCT 扫描中的 1、2、3、4、5、6 和 7 光源单元对应的投影数据共同组成最终的第二段 SLCT 投影数据。

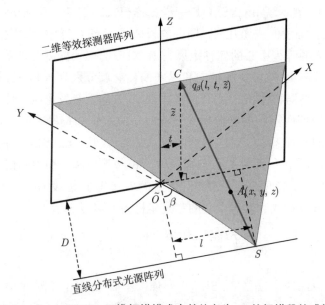

图 5.15　dual-SLCT 三维扫描模式中整体角为 β 的扫描段的成像几何

注：对于第一段 SLCT 扫描 $\beta=0°$，对于第二段 SLCT 扫描 $\beta=90°$。这里 $\tilde{O}$ 表示 SLCT 扫描段的中心，具体为该扫描段光源阵列的中心在二维等效探测器阵列上的投影，即二维等效探测器阵列的中心。

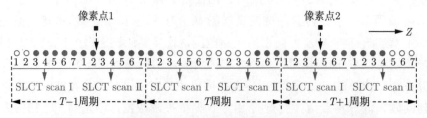

图 5.16　为待重建像素点选取对应扫描光源的示例（前附彩图）

注：随着扫描周期的增加，在以扫描物体为中心的坐标系中，同一个扫描光源对应的 Z 轴坐标不断增大，选取与待重建像素点在 Z 方向上距离最近的扫描光源对应的扫描数据来组成最终的用于图像重建的两段 SLCT 投影数据。

2）对于图 5.16 中像素点 2：选取 $T+1$ 周期内第一段 SLCT 扫描中的 1、2、3、4、5、6 和 7 光源单元对应的扫描数据共同组成最终的第一段 SLCT 投影数据；选取 T 周期内第二段 SLCT 扫描中的 5、6 和 7 光源单元对应的扫描数据和 $T+1$ 周期内第二段 SLCT 扫描中的 1、2、3 和 4 光源单元对应的扫描数据共同组成最终的第二段 SLCT 投影数据。

按照以上策略，对于任意待重建像素点 (x, y, z)，都可以得到所需的扫描光源和扫描光源所处的扫描周期，这里用 $T(x, y, z, l_1)$ 表示最终的第一段 SLCT 扫描中位置为 l_1 的光源点对应的扫描周期，用 $T(x, y, z, l_2)$ 表示最终的第二段 SLCT 扫描中位置为 l_2 的光源点对应的扫描周期。$q_{\mathrm{I}}(l_1, t_1, \tilde{z}_1)$ 和 $q_{\mathrm{II}}(l_2, t_2, \tilde{z}_2)$ 分别表示最终的两段 SLCT 投影数据，需要注意的是 $\tilde{z}_1$ 和 $\tilde{z}_2$ 代表的都是投影线在等效探测器阵列上相对于等效探测器阵列中心的纵向偏移距离。

对于扫描物体和 SLCT 扫描段在 Z 方向上不存在相对位移的场景，第 3 章已经得到了适用于该场景下三维图像重建的滤波反投影重建方法，现在对该方法进行调整，可以得到扫描物体和 SLCT 扫描段在 Z 方向上存在相对位移场景下的 dual-SLCT 三维扫描模式的重建公式如下：

$$f(x, y, z) = f_{\mathrm{I}}(x, y, z) + f_{\mathrm{II}}(x, y, z) \tag{5-10}$$

其中，$f_{\mathrm{I}}(x, y, z)$ 和 $f_{\mathrm{II}}(x, y, z)$ 分别为从第一段和第二段 SLCT 投影重建的图像，并可以进一步写为

$$
\begin{cases}
f_{\mathrm{I}}(x, y, z) = \dfrac{D}{(D+y)^2} \displaystyle\int_{-l_m}^{l_m} \mathrm{d}l_1 \int_{-t_m}^{t_m} W_{\mathrm{red_I}} \cdot \\[3mm]
\qquad \dfrac{D q_{\mathrm{I}}(l_1, t_1, \tilde{z}_1)}{\sqrt{(l_1 - t_1)^2 + D^2 + \tilde{z}_1^2}} h(t_1' - t_1) \mathrm{d}t_1 \\[4mm]
f_{\mathrm{II}}(x, y, z) = \dfrac{D}{(D+x)^2} \displaystyle\int_{-l_m}^{l_m} \mathrm{d}l_2 \int_{-t_m}^{t_m} W_{\mathrm{red_{II}}} \cdot \\[3mm]
\qquad \dfrac{D q_{\mathrm{II}}(l_2, t_2, \tilde{z}_2)}{\sqrt{(l_2 - t_2)^2 + D^2 + \tilde{z}_2^2}} h(t_2' - t_2) \mathrm{d}t_2
\end{cases}
\tag{5-11}
$$

这里 t_i' 和 $\tilde{z}_i$ 分别代表投影线在等效探测器阵列上相对于等效探测器阵列中心的横向偏移距离和纵向偏移距离，二者的具体计算如式 (5-12) 和

式 (5-13) 所示:

$$
\begin{cases}
\tilde{z}_1 = \dfrac{D\left(z - \left(\dfrac{l_1 - 3l_m}{4l_m} + T(x,y,z,l_1)\right)P - z_{\text{init}}\right)}{y + D} \\[4mm]
\tilde{z}_2 = \dfrac{D\left(z - \left(\dfrac{l_2 - l_m}{4l_m} + T(x,y,z,l_2)\right)P - z_{\text{init}}\right)}{x + D}
\end{cases}
\tag{5-12}
$$

$$
\begin{cases}
t_1' = \dfrac{xD + yl_1}{y + D} \\[3mm]
t_2' = \dfrac{-yD + xl_2}{x + D}
\end{cases}
\tag{5-13}
$$

式 (5-10) ～ 式 (5-13) 即为倾斜直线扫描模式的解析重建算法, 记作 TSLAR (tilting straight-line analytic reconstruction), 适用于扫描物体和 SLCT 扫描段在 Z 方向上存在相对位移的 dual-SLCT 三维扫描模式。

5.3.4　实验验证与分析

本节将模拟 dual-SLCT 的三维扫描模式, 并利用推导出的 TSLAR 算法用于图像重建, 这里同时模拟了螺旋轨迹 CT（helical CT）扫描作为对比, helical CT 是目前常用的三维断层成像手段[170-172], 将 dual-SLCT 三维成像与其进行对比能进一步检验 dual-SLCT 三维成像的性能, 两种扫描模式对应的参数如表 5.5 所示。对 helical CT 扫描来说一个比较重要的参数是螺距, 具体为扫描光源在 360° 扫描内相对扫描物体在 Z 方向上移动的距离, 螺距具体表征了扫描光源和物体相对位移的程度。这里为了让 dual-SLCT 与 helical CT 两种扫描具有可比性, 也在 dual-SLCT 扫描中引入螺距的概念, 定义为 SLCT 扫描段在一个扫描周期内相对扫描物体在 Z 方向上移动的距离。而表 5.5 中的相对螺距考虑了探测器的尺寸, 具体为螺距比上等效探测器阵列 Z 方向的长度, 在 helical CT 和 dual-SLCT 两种三维扫描模式中, 保持相对螺距和锥角相同。

实验中采用两种仿体进行模拟扫描, 以此来评估不同扫描模式的重建图像质量。仿体 1 由多个不同尺寸的椭球组成, 主要是为了观察三维重建图像中横向切片（与 Z 轴垂直的切片）的重建效果; 仿体 2 由多个尺寸为 62.5 mm × 62.5 mm × 6.25 mm 的圆柱形圆盘组成, 圆柱形圆盘

以 Z 轴为中心轴并沿着 Z 轴方向等间距排布，相邻圆柱形圆盘在 Z 轴方向的间距为 6.25 mm；仿体 2 主要是为了观察三维重建图像中纵向切片（与 Z 轴平行的切片）的重建效果。对于 helical CT 三维扫描模式，采用经典的 PI-Original 方法[62] 进行图像重建；对于 dual-SLCT 三维扫描模式，采用 TSLAR 方法进行图像重建。

表 5.5　　三维扫描仿真实验参数

分类	参数	参数值
几何参数	光源到探测器距离	500 mm
	光源到物体中心距离	360 mm
	探测器像素大小	0.625 mm × 0.625 mm
	锥角	9.15°
	相对螺距	2.17
dual-SLCT 三维扫描	光源阵列长度	1000 mm
	光源单元间距	2.778 mm
	第一段 SLCT 扫描整体角 β	0
	第二段 SLCT 扫描整体角 β	90°
helical CT 三维扫描	扫描角度间隔	0.5°

仿体 1 在不同三维扫描模式下对应的横向切片重建结果如图 5.17 所示，由于螺距较大，helical CT 三维扫描模式和 dual-SLCT 三维扫描模式获得的重建图像上都存在着一定的伪影，但是 helical CT 三维扫描模式对应的重建结果中伪影更加严重，如图 5.17（b）中的箭头所示。这初步说明了 dual-SLCT 三维扫描模式和 TSLAR 重建方法的有效性。

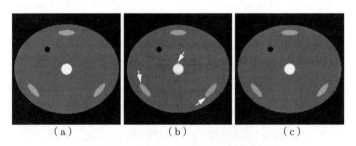

（a）　　　　　　　　　（b）　　　　　　　　　（c）

图 5.17　仿体 1 的横向切片重建结果

图像大小：200 × 200 像素，像素尺寸：0.625 mm × 0.625 mm，显示灰度窗：[1, 1.03]。
（a）仿体的真值图像；（b）helical CT 三维扫描对应的 PI-Original 方法重建图像；（c）dual-SLCT 三维扫描对应的 TSLAR 方法重建图像

接下来比较两种三维扫描模式在纵向切片上的重建效果，图 5.18 展示了仿体 2 纵向切片的重建图像，大锥角和大螺距的设置在两种扫描模式对应的重建图像上都引入了明显的伪影，从图 5.18（d）、图 5.18（e）和图 5.18（f）中不同位置的剖面线上可以发现，两种扫描模式在纵向切片重建图像上的伪影严重程度基本一致，这也反应了倾斜直线扫描模式在未来应用中的潜力。

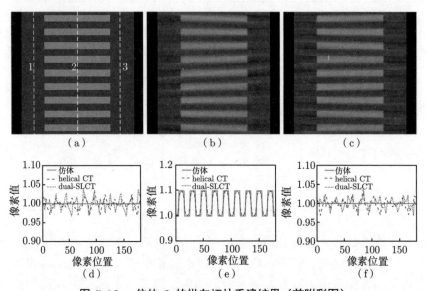

图 5.18　仿体 2 的纵向切片重建结果（前附彩图）

图像大小：180 × 200 像素，像素尺寸：0.625 mm × 0.625 mm，显示灰度窗：[0.9, 1.2]。
（a）仿体的真值图像；（b）helical CT 三维扫描对应的 PI-Original 方法重建图像；（c）dual-SLCT 三维扫描对应的 TSLAR 方法重建图像；（d）、（e）和（f）是真值图像（仿体）、helical CT 三维扫描重建图像和 dual-SLCT 三维扫描重建图像的剖面线，分别沿着（a）中的竖直线 1、2 和 3

5.4　讨论与总结

本章首先在直线分布式光源静态 CT 原型机上开展实际物体的扫描实验，通过对比分析不同方法获得的重建图像，验证了前述章节提出的滤波反投影重建方法和 Linogram 解析重建方法在实际仿体扫描重建任务中的有效性。之后，本章聚焦于成像优化策略，研究了截断投影补全策略和倾斜直线扫描模式。

之前章节讨论了直线分布式光源静态 CT 的解析重建方法，包括第 2 章的滤波反投影重建方法和第 3 章的 Linogram 解析重建方法，在应用这两种方法进行图像重建的过程中，都需要对投影沿着探测器方向进行滤波操作，为了获得比较准确的重建图像，应该满足沿着滤波方向投影是非截断的条件，这限制了重建 ROI 的尺寸。本章在深入研究不同 SLCT 扫描段投影之间的联系后，提出了适用于 dual-SLCT 扫描模式的截断投影补全策略，该策略可以扩大滤波反投影重建方法和 Linogram 方法重建 ROI 的尺寸。例如，在光源阵列的长度、探测器阵列的长度和光源阵列到探测器阵列的距离分别取为 1000 mm、1000 mm 和 500 mm 时，截断投影补全策略可以使得最大有效重建圆区域的半径由 98.7 mm 扩大到 176.8 mm。在截断投影重建任务中，由于截断投影补全策略的采用，两种解析重建方法的重建图像上都观察不到截断伪影。具体地，在 Catphan@600 CTP404 模块的重建实验中，截断投影补全策略能够使滤波反投影重建方法获得的均匀区域相对标准差平均降低 40.4%，使 Linogram 方法获得的相对标准差平均降低 38.3%，这说明了截断投影补全策略在截断伪影抑制、提升重建图像质量方面的有效性。

另外，本章还给出了一种直线分布式光源静态 CT 扫描的三维实现。扫描物体在平移台的带动下，依次通过不同的 SLCT 扫描段，在光源阵列上的光源依次发光的同时，扫描物体和 SLCT 扫描段存在着 Z 方向的相对位移，这样便能够采集获取到扫描物体的三维投影数据。有趣的是，在这种三维扫描模式中，每一段 SLCT 扫描对应的光源轨迹在以扫描物体为中心的三维空间中都是一条倾斜的直线，所以本书将该扫描模式称为"倾斜直线扫描模式"。通过对 dual-SLCT 三维扫描模式的投影数据进行深入分析，本章给出了倾斜直线扫描模式的 TSLAR 图像重建方法。从 helical CT 三维扫描模式和 dual-SLCT 三维扫描模式的对比实验中可以发现，在相同的锥角和相对螺距下，纵向切片上两种模式的图像质量基本一致，而在横向切片上 dual-SLCT 三维扫描模式存在的伪影更少，这说明了 dual-SLCT 三维扫描模式和 TSLAR 重建方法的有效性。

本章提出的截断投影补全策略和倾斜直线扫描模式，都是对直线分布式光源静态 CT 的进一步优化，对于增加该新型静态 CT 应用灵活性并拓展其适用范围有着很大的帮助。

第 6 章　结论和展望

6.1　工　作　总　结

直线分布式光源静态 CT 通过多光源之间的高速交替出束实现 CT 投影数据的采集，避免了 CT 机架旋转，在提高 CT 扫描成像速度方面有着很大的优势；同时，其静态的配置简化了系统设计并降低了建造难度，使之有望成为 CT 研究领域的重大突破。本书围绕基于直线分布式光源的新型静态 CT（SLCT）展开研究，在对系统建模、扫描轨迹、投影获取等方面进行深入分析的基础上，建立了直线分布式光源静态 CT 的傅里叶切片定理，并在此成像理论的基础上提出了一套较为完整的图像重建算法方案，包括解析重建方法和基于先验知识的图像重建神经网络，还研究了一系列图像重建优化策略来拓展图像重建方法的灵活性和适用范围，数值仿真实验和实际系统实验均有效地验证了本书提出的理论和方法。本书的相关研究成果为直线分布式光源静态 CT 的应用发展提供了理论基础和方法指导。本书取得的主要研究成果和创新可以归纳为以下几点：

1. 针对直线分布式光源静态 CT 新型成像模式，在对特殊的投影采样和非标准扫描轨迹进行深入分析的基础上，创新地引入了投影几何加权和物体变形，推导出了直线分布式光源静态 CT 的傅里叶切片定理，从而建立了该新型静态 CT 投影数据和被扫描物体在频域中的映射关系，奠定了直线分布式光源静态 CT 图像重建的理论基础。上述成像理论研究对于投影数据采样形式的理解与分析、系统的设计与优化有着重要意义。

2. 针对直线分布式光源静态 CT 缺少高效解析重建方法的难题，提出了直接滤波反投影重建方法和冗余数据处理权重策略。针对理想状下无限长光源阵列的扫描情况，该方法可以由单段 SLCT 扫描直接得到物体精确的重建图像，且其可以进一步拓展到三维重建场景；而针对现实中有限长光源阵列扫描场景，采用两段 SLCT 扫描模式（dual-SLCT）有望获得完备的投影数据，但可能存在数据冗余性问题，如果处理不好会引入严重的图像伪影。为了解决这一难题，本书进一步提出了一种有效的冗余数据处理权重策略，使得投影数据能够得到最大化利用。与重排平行束方法相比，结合冗余权重的滤波反投影重建方法具有更高的空间分辨率，且对截断投影的敏感性较低。

3. 深入发展了 Linorgam 解析重建方法和基于先验知识的 Linorgam 重建神经网络框架（Lingram-Net）。利用几何加权投影是变形物体的 Linogram 采样这一重要性质，推导出了适用于直线分布式光源静态 CT 的 Linogram 解析重建方法，并进一步深入研究分析了该算法的工程离散实现和时间复杂度，与滤波反投影重建方法相比，Linorgram 解析重建方法具有运行速度快的优势。为了改善实际应用中可能出现的数据不完备 (如有限角度) 重建问题，创新地将 Linorgam 解析重建理论作为先验知识引入神经网络的设计中，建立了一个端到端、数据驱动式、参数可学习的重建神经网络框架（Linogram-Net），它有效地抑制了有限角度重建伪影，提升了重建图像质量。

4. 为了增加重建方法的灵活性并拓展其适用范围，提出了直线分布式光源静态 CT 的成像优化策略。针对滤波反投影重建方法和 Linogram 解析重建方法应用中的投影截断问题，提出了截断投影补全方法，可以抑制截断伪影并进一步扩大重建 ROI 的尺寸；针对三维物体扫描成像问题，提出了倾斜直线扫描模式，并进一步推导了对应的图像重建方法，不同三维扫描模式的对比实验表明了倾斜直线扫描模式在三维图像重建中的可行性和有效性。

6.2 后续工作展望

基于直线分布式光源的新型静态 CT 利用光源阵列上光源单元的高速交替出束实现投影数据的采集，避免了机架的旋转，它在 CT 快速扫描场景中有着很大的应用潜能。本书研究了该新型静态 CT 的特殊投影采样形式和非标准扫描轨迹，在成像理论和成像算法方面做出了突破，但是还存在一些问题需要在今后的工作中进一步研究和讨论，下面对后续工作进行展望：

1. 本书主要研究了两段 SLCT 扫描的成像性能，而在某些特殊的场景下对多段 SLCT 扫描（大于两段）可能会有特殊的需求。本书中提出的滤波反投影重建方法和 Linogram 解析重建方法对于多段 SLCT 扫描模式同样适用，但是与两段 SLCT 扫描相比，多段 SLCT 扫描对应的冗余数据处理权重的具体形式会有所不同，需要从复制重叠和镜像重叠两种投影重叠的方式出发仔细分析多段投影之间的数据冗余情况，并按照本书中冗余数据处理权重设计准则给出多段 SLCT 扫描对应的冗余数据处理权重。

2. 本书提出的重建神经网络聚焦于直线分布式光源静态 CT 的图像重建任务，目的是获得伪影少、质量高的重建图像。当前神经网络在 CT 重建图像的分类[173]、定位[174]、分割[175] 等任务上表现出了出色的性能，这对于疾病诊断与治疗、行李箱包危险品预警等方面有着十分重大的意义。将本书提出的图像重建神经网络与图像域后端进行分类、定位或分割的功能网络相结合，可以建立直接由 CT 扫描投影获得人体或物体功能查验结果的网络框架。网络训练过程中，前端的图像重建神经网络可以根据不同的功能需求进行微调，这对提高最后的分类、定位或分割等性能有着很大的帮助，这样的端到端神经网络还可以极大地减少医生、安全查验人员等的工作量，增加直线分布式光源静态 CT 在未来的应用潜力。

3. 本书提出了两种适用于直线分布式光源静态 CT 的解析重建方法——滤波反投影重建方法和 Linogram 重建方法，由于需要对投影沿着探测器方向进行滤波，所以这两种方法都会受到探测器方向上投影截断问题的影响。本书提出的截断投影补全策略可以改善重建图像上的截断伪影并扩大这两种方法的重建 ROI 区域，但是截断投影补全策略带来了额外的计算量和插值的操作，会限制其应用范围。为了进一步提升直线分布式光源静态 CT 对截断投影重建问题的适应能力，可以引入一些不受投影截断问题限制的重建方法，如反投影滤波重建方法 (backprojection filtration, BPF)[42,43,176] 和迭代重建方法[38,46] 等。另外，基于深度学习技术的截断投影补全方法也是一个新的思路[177]。

参 考 文 献

[1] HSIEH J. Computed tomography: Principles, design, artifacts, and recent advances[M]. [S.l.]: SPIE press, 2003.

[2] SEERAM E. Computed tomography: Physical principles, clinical applications, and quality control[M]. Amsterdam: Elsevier Health Sciences, 2015.

[3] MARTZ H E, LOGAN C M, SCHNEBERK D J, et al. X-ray imaging: Fundamentals, industrial techniques and applications[M]. Florida, USA: CRC Press, 2016.

[4] JUNIAC A. International air transport association annual review 2019[J]. IATA-2019, 2019.

[5] FLOHR T G, SCHOEPF U J, KUETTNER A, et al. Advances in cardiac imaging with 16-section CT systems[J]. Academic radiology, 2003, 10(4): 386-401.

[6] KIDO T, KURATA A, HIGASHINO H, et al. Cardiac imaging using 256-detector row four-dimensional CT: Preliminary clinical report[J]. Radiation medicine, 2007, 25(1): 38-44.

[7] PROKOP M. Multislice CT: Technical principles and future trends[J]. European radiology, 2003, 13(5): 3-13.

[8] MORTON E, MANN K, BERMAN A, et al. Ultrafast 3D reconstruction for x-ray real-time tomography (rtt)[C]// 2009 IEEE Nuclear Science Symposium Conference Record (NSS/MIC). Piscataway: IEEE, 2009: 4077-4080.

[9] 石伟, 桂建保, 王欢, 等. 碳纳米管场发射 X 光源测控系统设计 [J]. 核电子学与探测技术, 2015, 35(2): 172-175.

[10] SUGIE H, TANEMURA M, FILIP V, et al. Carbon nanotubes as electron source in an x-ray tube[J]. Applied Physics Letters, 2001, 78(17): 2578-2580.

[11] LIU Z, ZHANG J, YANG G, et al. Development of a carbon nanotube based microfocus x-ray tube with single focusing electrode[J]. Review of scientific instruments, 2006, 77(5): 054302.

[12] LEI W, ZHU Z, LIU C, et al. High-current field-emission of carbon nanotubes and its application as a fast-imaging x-ray source[J]. Carbon, 2015, 94: 687-693.

[13] SCHWOEBEL P, BOONE J M, SHAO J. Studies of a prototype linear stationary x-ray source for tomosynthesis imaging[J]. Physics in Medicine & Biology, 2014, 59(10): 2393-2413.

[14] SHAN J, CHTCHEPROV P, TUCKER A W, et al. Stationary chest tomosynthesis using a cnt x-ray source array[C]// Medical Imaging 2013: Physics of Medical Imaging: Volume 8668. [S.l.]: International Society for Optics and Photonics, 2013: 86680E.

[15] QIAN X, TUCKER A, GIDCUMB E, et al. High resolution stationary digital breast tomosynthesis using distributed carbon nanotube x-ray source array[J]. Medical physics, 2012, 39(4): 2090-2099.

[16] CHEN Y, XI Y, ZHAO J. A stationary computed tomography system with cylindrically distributed sources and detectors[J]. Journal of X-ray science and technology, 2014, 22(6): 707-725.

[17] HEUSCHMID M, KÜTTNER A, FLOHR T, et al. Visualization of coronary arteries in CT as assessed by a new 16 slice technology and reduced gantry rotation time: First experiences[J]. RoFo: Fortschritte auf dem Gebiete der Rontgenstrahlen und der Nuklearmedizin, 2002, 174(6): 721-724.

[18] FLOHR T, KÜTTNER A, BRUDER H, et al. Performance evaluation of a multi-slice CT system with 16-slice detector and increased gantry rotation speed for isotropic submillimeter imaging of the heart[J]. Herz, 2003, 28(1): 7-19.

[19] JOHNSON T R, NIKOLAOU K, WINTERSPERGER B J, et al. Dual-source CT cardiac imaging: Initial experience[J]. European radiology, 2006, 16(7): 1409-1415.

[20] HSIEH S S, HEANUE J A, FUNK T, et al. The feasibility of an inverse geometry CT system with stationary source arrays[J]. Medical physics, 2013, 40(3): 031904.

[21] BOYD D P, GOULD R, QUINN J, et al. A proposed dynamic cardiac 3-d densitometer for early detection and evaluation of heart disease[J]. IEEE Transactions on Nuclear Science, 1979, 26(2): 2724-2727.

[22] BOYD D P. Computerized transmission tomography of the heart using scanning electron beams[M]. Mount Kisco, NY: Futura Publishing Company, 1983.

[23] BRAUN J, OLDENDORF M, MOSHAGE W, et al. Electron beam computed tomography in the evaluation of cardiac calcifications in chronic dialysis patients[J]. American Journal of Kidney Diseases, 1996, 27(3): 394-401.

[24] ARAD Y, SPADARO L A, GOODMAN K, et al. Prediction of coronary events with electron beam computed tomography[J]. Journal of the American College of Cardiology, 2000, 36(4): 1253-1260.

[25] KEELAN P C, BIELAK L F, ASHAI K, et al. Long-term prognostic value of coronary calcification detected by electron-beam computed tomography in patients undergoing coronary angiography[J]. Circulation, 2001, 104(4): 412-417.

[26] WANG G, LIU Y, YE Y, et al. Top-level design and preliminary physical analysis for the first electron-beam micro-CT scanner[J]. Journal of X-Ray Science and Technology, 2008, 12(4): 251-260.

[27] ROBB R A. The dynamic spatial reconstructor: An x-ray video-fluoroscopic CT scanner for dynamic volume imaging of moving organs[J]. IEEE transactions on medical imaging, 1982, 1(1): 22-33.

[28] ROBB R A, HOFFMAN E A, SINAK L J, et al. High-speed three-dimensional x-ray computed tomography: The dynamic spatial reconstructor[J]. Proceedings of the IEEE, 1983, 71(3): 308-319.

[29] FLOHR T G, MCCOLLOUGH C H, BRUDER H, et al. First performance evaluation of a dual-source CT (dsct) system[J]. European radiology, 2006, 16(2): 256-268.

[30] SCHMIDT T G, STAR-LACK J, BENNETT N R, et al. A prototype table-top inverse-geometry volumetric CT system[J]. Medical physics, 2006, 33 (6Part1): 1867-1878.

[31] DE MAN B, BASU S, BEQUÉ D, et al. Multi-source inverse geometry CT: A new system concept for x-ray computed tomography[C]// Medical Imaging 2007: Physics of Medical Imaging: Volume 6510. [S.l.]: International Society for Optics and Photonics, 2007: 65100H.

[32] DE MAN B, BASU S, FITZGERALD P, et al. Inverse geometry CT: The next-generation CT architecture?[C]// 2007 IEEE Nuclear Science Symposium Conference Record: Volume 4. Piscataway: IEEE, 2007: 2715-2716.

[33] SCHMIDT T G. What is inverse-geometry CT?[J]. Journal of cardiovascular computed tomography, 2011, 5(3): 145-148.

[34] DE MAN B, CAIAFA A, CAO Y, et al. Multi-source inverse-geometry CT: From system concept to research prototype[C]// 2009 IEEE Nuclear Science

Symposium Conference Record (NSS/MIC). Piscataway: IEEE, 2009: 3531-3533.

[35] URIBE J, REYNOLDS J L, INZINNA L P, et al. Multisource inverse-geometry ct—prototype system integration[C]// IEEE Nuclear Science Symposuim & Medical Imaging Conference. Piscataway: IEEE, 2010: 2578-2581.

[36] HSIEH J, NETT B, YU Z, et al. Recent advances in CT image reconstruction[J]. Current Radiology Reports, 2013, 1(1): 39-51.

[37] WANG G, YE Y, YU H. Approximate and exact cone-beam reconstruction with standard and non-standard spiral scanning[J]. Physics in Medicine & Biology, 2007, 52(6): R1.

[38] GEYER L L, SCHOEPF U J, MEINEL F G, et al. State of the art: Iterative CT reconstruction techniques[J]. Radiology, 2015, 276(2): 339-357.

[39] FELDKAMP L A, DAVIS L C, KRESS J W. Practical cone-beam algorithm[J]. Journal of the Optical Society of America A, 1984, 1(6): 612-619.

[40] STARK H, WOODS J, PAUL I, et al. Direct Fourier reconstruction in computer tomography[J]. IEEE Transactions on Acoustics, Speech, and Signal Processing, 1981, 29(2): 237-245.

[41] PAN X, SIDKY E Y, VANNIER M. Why do commercial CT scanners still employ traditional, filtered back-projection for image reconstruction?[J]. Inverse problems, 2009, 25(12): 1230009.

[42] YE Y, ZHAO S, YU H, et al. A general exact reconstruction for cone-beam CT via backprojection-filtration[J]. IEEE transactions on medical imaging, 2005, 24(9): 1190-1198.

[43] ZOU Y, PAN X. Image reconstruction on pi-lines by use of filtered back-projection in helical cone-beam CT[J]. Physics in Medicine & Biology, 2004, 49(12): 2717-2731.

[44] HERMAN G T, LENT A, ROWLAND S W. Art: Mathematics and applications: A report on the mathematical foundations and on the applicability to real data of the algebraic reconstruction techniques[J]. Journal of theoretical biology, 1973, 42(1): 1-32.

[45] KAMPHUIS C, BEEKMAN F J. Accelerated iterative transmission CT reconstruction using an ordered subsets convex algorithm[J]. IEEE Transactions on Medical Imaging, 1998, 17(6): 1101-1105.

[46] BEISTER M, KOLDITZ D, KALENDER W A. Iterative reconstruction methods in x-ray CT[J]. Physica medica, 2012, 28(2): 94-108.

[47] NOO F, DEFRISE M, CLACKDOYLE R, et al. Image reconstruction from fan-beam projections on less than a short scan[J]. Physics in medicine & biology, 2002, 47(14): 2525-2546.

[48] WESARG S, EBERT M, BORTFELD T. Parker weights revisited[J]. Medical physics, 2002, 29(3): 372-378.

[49] DENNERLEIN F, NOO F, HORNEGGER J, et al. Fan-beam filtered-backprojection reconstruction without backprojection weight[J]. Physics in Medicine & Biology, 2007, 52(11): 3227-3240.

[50] YOU J, ZENG G L. Hilbert transform based fbp algorithm for fan-beam CT full and partial scans[J]. IEEE Transactions on Medical Imaging, 2007, 26(2): 190-199.

[51] CHEN G H. A new framework of image reconstruction from fan beam projections[J]. Medical physics, 2003, 30(6): 1151-1161.

[52] 毛小渊. 二维 CT 图像重建算法研究 [D]. 江西: 南昌航空大学, 2016.

[53] NOO F, HEUSCHER D J. Image reconstruction from cone-beam data on a circular short-scan[C]// Medical Imaging 2002: Image Processing: Volume 4684. [S.l.]: International Society for Optics and Photonics, 2002: 50-59.

[54] TANG X, HSIEH J, HAGIWARA A, et al. A three-dimensional weighted cone beam filtered backprojection (cb-fbp) algorithm for image reconstruction in volumetric CT under a circular source trajectory[J]. Physics in Medicine & Biology, 2005, 50(16): 3889-3905.

[55] TURBELL H, DANIELSSON P E. Helical cone-beam tomography[J]. International Journal of Imaging Systems and Technology, 2000, 11(1): 91-100.

[56] WANG G, LIN T H, CHENG P C, et al. Scanning cone-beam reconstruction algorithms for x-ray microtomography[C]// Scanning Microscopy Instrumentation: Volume 1556. [S.l.] International Society for Optics and Photonics, 1992: 99-112.

[57] TANG X, HSIEH J, NILSEN R A, et al. A three-dimensional-weighted cone beam filtered backprojection (cb-fbp) algorithm for image reconstruction in volumetric ct—helical scanning[J]. Physics in Medicine & Biology, 2006, 51 (4): 855.

[58] 张剑, 陈志强, 邢宇翔. 螺旋 CT 三种近似方法重建效果研究 [J]. 核电子学与探测技术, 2007, 27(2): 339-342.

[59] KAK A C, SLANEY M. Principles of computerized tomographic imaging[M]. [S.l.]: SIAM, 2001.

[60] KUDO H, SAITO T. Helical-scan computed tomography using cone-beam projections[C]// Conference Record of the 1991 IEEE Nuclear Science Symposium and Medical Imaging Conference. Piscataway: IEEE, 1991: 1958-1962.

[61] TURBELL H. Three-dimensional image reconstruction in circular and helical computed tomography[M]. Linköping, Sweden: Linköping University, 1999.

[62] TURBELL H. Cone-beam reconstruction using filtered backprojection[D]. Linköping, Sweden: Linköping University, 2001.

[63] KÖHLER T, PROKSA R, GRASS M. A fast and efficient method for sequential cone-beam tomography[J]. Medical Physics, 2001, 28(11): 2318-2327.

[64] GRASS M, KÖHLER T, PROKSA R. 3D cone-beam CT reconstruction for circular trajectories[J]. Physics in Medicine & Biology, 2000, 45(2): 329-347.

[65] GRASS M, KÖHLER T, PROKSA R. Weighted hybrid cone beam reconstruction for circular trajectories[C]// 2000 IEEE Nuclear Science Symposium. Conference Record (Cat. No. 00CH37149): Volume 2. Piscataway: IEEE, 2000: 15.

[66] GRANGEAT P. Analyse d'un système d'imagerie 3D par reconstruction à partir de radiographies x en géométrie conique[D]. Paris: ENST, 1987.

[67] TAM K C. Three-dimensional computerized tomography scanning method and system for imaging large objects with smaller area detectors: U.S. Patent 5, 390, 112[P]. 1995-02-14.

[68] DANIELSSON P, EDHOLM P, ERIKSSON J, et al. Towards exact 3D-reconstructin for helical cone-beam scanning of long objects: A new arrangement and a new completeness condition, presented at international meeting on fully three-dimensional image reconstruction in radiology and nuclear medicine[M]. [S.l.: s.n.], 1997.

[69] KATSEVICH A. Theoretically exact filtered backprojection-type inversion algorithm for spiral CT[J]. SIAM Journal on Applied Mathematics, 2002, 62(6): 2012-2026.

[70] KATSEVICH A. An improved exact filtered backprojection algorithm for spiral computed tomography[J]. Advances in Applied Mathematics, 2004, 32(4): 681-697.

[71] ZOU Y, PAN X. Exact image reconstruction on pi-lines from minimum data in helical cone-beam CT[J]. Physics in Medicine & Biology, 2004, 49(6): 941-959.

[72] YE Y, ZHAO S, YU H, et al. Exact reconstruction for cone-beam scanning along nonstandard spirals and other curves[C]// Developments in X-Ray Tomography IV: Volume 5535. [S.l.]: International Society for Optics and Photonics, 2004: 293-300.

[73] ZOU Y, PAN X. An extended data function and its generalized backprojection for image reconstruction in helical cone-beam CT[J]. Physics in Medicine & Biology, 2004, 49(22): N383.

[74] ZOU Y, PAN X, SIDKY E Y. Theory and algorithms for image reconstruction on chords and within regions of interest[J]. Journal of the Optical Society of America A, 2005, 22(11): 2372-2384.

[75] ZHAO S, YU H, WANG G. A unified framework for exact cone-beam reconstruction formulas[J]. Medical physics, 2005, 32(6Part1): 1712-1721.

[76] PENG H, STARK H. Direct Fourier reconstruction in fan-beam tomography[J]. IEEE transactions on medical imaging, 1987, 6(3): 209-219.

[77] MARONE F, MÜNCH B, STAMPANONI M. Fast reconstruction algorithm dealing with tomography artifacts[C]// Developments in X-ray Tomography VII: Volume 7804. [S.l.]: International Society for Optics and Photonics, 2010: 780410.

[78] DE FRANCESCO S, DA SILVA A M F. Efficient nufft-based direct Fourier algorithm for fan beam ct reconstruction[C]// Medical Imaging 2004: Image Processing: Volume 5370. [S.l.]: International Society for Optics and Photonics, 2004: 666-677.

[79] EDHOLM P R, HERMAN G T. Linograms in image reconstruction from projections[J]. IEEE transactions on medical imaging, 1987, 6(4): 301-307.

[80] EDHOLM P R, HERMAN G T, ROBERTS D A. Image reconstruction from linograms: Implementation and evaluation[J]. IEEE transactions on medical imaging, 1988, 7(3): 239-246.

[81] GAO H, ZHANG L, XING Y, et al. An improved form of linogram algorithm for image reconstruction[J]. IEEE Transactions on Nuclear Science, 2008, 55(1): 552-559.

[82] ANDERSEN A H, KAK A C. Simultaneous algebraic reconstruction technique (sart): A superior implementation of the art algorithm[J]. Ultrasonic imaging, 1984, 6(1): 81-94.

[83] GILBERT P. Iterative methods for the three-dimensional reconstruction of an object from projections[J]. Journal of theoretical biology, 1972, 36(1): 105-117.

[84] XU F, XU W, JONES M, et al. On the efficiency of iterative ordered subset reconstruction algorithms for acceleration on gpus[J]. Computer methods and programs in biomedicine, 2010, 98(3): 261-270.

[85] SAUER K, BOUMAN C. A local update strategy for iterative reconstruction from projections[J]. IEEE Transactions on Signal Processing, 1993, 41(2): 534-548.

[86] BOUMAN C A, SAUER K. A unified approach to statistical tomography using coordinate descent optimization[J]. IEEE Transactions on image processing, 1996, 5(3): 480-492.

[87] LA RIVIÈRE P J, PAN X. Nonparametric regression sinogram smoothing using a roughness-penalized poisson likelihood objective function[J]. IEEE transactions on medical imaging, 2000, 19(8): 773-786.

[88] LA RIVIÈRE P J. Penalized-likelihood sinogram smoothing for low-dose CT[J]. Medical physics, 2005, 32(6Part1): 1676-1683.

[89] THIBAULT J B, SAUER K D, BOUMAN C A, et al. A three-dimensional statistical approach to improved image quality for multislice helical CT[J]. Medical physics, 2007, 34(11): 4526-4544.

[90] DE MAN B, BASU S. Distance-driven projection and backprojection in three dimensions[J]. Physics in Medicine & Biology, 2004, 49(11): 2463-2475.

[91] LONG Y, FESSLER J A, BALTER J M. 3D forward and back-projection for x-ray CT using separable footprints[J]. IEEE transactions on medical imaging, 2010, 29(11): 1839-1850.

[92] DE MAN B, NUYTS J, DUPONT P, et al. An iterative maximum-likelihood polychromatic algorithm for CT[J]. IEEE transactions on medical imaging, 2001, 20(10): 999-1008.

[93] POCK T, UNGER M, CREMERS D, et al. Fast and exact solution of total variation models on the gpu[C]// 2008 IEEE Computer Society Conference on Computer Vision and Pattern Recognition Workshops. Piscataway: IEEE, 2008: 1-8.

[94] CHEN Z, JIN X, LI L, et al. A limited-angle CT reconstruction method based on anisotropic TV minimization[J]. Physics in Medicine & Biology, 2013, 58(7): 2119.

[95] GAO H, ZHANG L, CHEN Z, et al. Direct filtered-backprojection-type reconstruction from a straight-line trajectory[J]. Optical Engineering, 2007, 46(5): 057003.

[96] GAO H, ZHANG L, XING Y, et al. Volumetric imaging from a multisegment straight-line trajectory and a practical reconstruction algorithm[J]. Optical Engineering, 2007, 46(7): 077004.

[97] WEBB S. Non-standard CT scanners: Their role in radiotherapy[J]. International Journal of Radiation Oncology. Biology. Physics, 1990, 19(6): 1589-1607.

[98] PEARSON E A, CHO S, PELIZZARI C A, et al. Non-circular cone beam CT trajectories: A preliminary investigation on a clinical scanner[C]// IEEE Nuclear Science Symposuim Medical Imaging Conference. Piscataway: IEEE, 2010: 3172-3175.

[99] ZHAO B, ZHAO W. Three-dimensional linear system analysis for breast tomosynthesis[J]. Medical Physics, 2008, 35(12): 5219-5232.

[100] GOMI T, HIRANO H. Clinical potential of digital linear tomosynthesis imaging of total joint arthroplasty[J]. Journal of digital imaging, 2008, 21(3): 312-322.

[101] PACK J D, NOO F, KUDO H. Investigation of saddle trajectories for cardiac CT imaging in cone-beam geometry[J]. Physics in Medicine and Biology, 2004, 49(11): 2317-2336.

[102] BONTUS C, PROKSA R, KOHLER T. New saddle trajectories for CT[C]// 2006 IEEE Nuclear Science Symposium Conference Record: Volume 4. Piscataway: IEEE, 2006: 2309-2310.

[103] BHARKHADA D, YU H, WANG G. Knowledge-based dynamic volumetric cardiac computed tomography with saddle curve trajectory[J]. Journal of computer assisted tomography, 2008, 32(6): 942-950.

[104] XIA D, CHO S, PAN X. Image noise properties in circular sinusoid cone-beam CT[C]// 2007 IEEE Nuclear Science Symposium Conference Record: Volume 4. Piscataway: IEEE, 2007: 3082-3084.

[105] XIA D, CHO S, PAN X. Image reconstruction in reduced circular sinusoidal cone-beam CT[J]. Journal of X-ray science and technology, 2009, 17(3): 189-205.

[106] CHO S, XIA D, PELLIZZARI C A, et al. A bpf-fbp tandem algorithm for image reconstruction in reverse helical cone-beam CT[J]. Medical Physics, 2010, 37(1): 32-39.

[107] CHO S, XIA D, PELIZZARI C A, et al. Exact reconstruction of volumetric images in reverse helical cone-beam CT[J]. Medical Physics, 2008, 35(7Part1): 3030-3040.

[108] BLEUET P, GUILLEMAUD R, DESBAT L, et al. An adapted fan volume sampling scheme for 3-d algebraic reconstruction in linear tomosynthesis[J]. IEEE transactions on nuclear science, 2002, 49(5): 2366-2372.

[109] SIDKY E Y, ZOU Y, PAN X. Volume image reconstruction from a straight-line source trajectory[C]// IEEE Nuclear Science Symposium Conference Record, 2005: Volume 5. Piscataway: IEEE, 2005: 2441-2444.

[110] RODER F L. X-ray or gamma-ray examination device for moving objects: U.S. Patent 4, 064, 440[P]. 1977-12-20.

[111] MACOVSKI A. Orthogonal scan computerized tomography: U.S. Patent 4, 107, 532[P]. 1978-08-15.

[112] SEGER M M, DANIELSSON P E. Scanning of logs with linear cone-beam tomography[J]. Computers and electronics in agriculture, 2003, 41(1-3): 45-62.

[113] GOMI T, YOKOI N, HIRANO H. Evaluation of digital linear tomosynthesis imaging of the temporomandibular joint: Initial clinical experience and evaluation[J]. Dentomaxillofacial Radiology, 2007, 36(8): 514-521.

[114] SMITH B D, SINGH T. Fan-beam reconstruction from a straight line of source points[J]. IEEE transactions on medical imaging, 1993, 12(1): 10-18.

[115] MCCULLOCH W, PITTS W. A logical calculus of the ideas immanent in nervous activity[J]. Bulletin of Mathematical Biophysics, 1943, 5: 115-133.

[116] RAMACHANDRAN P, ZOPH B, LE Q V. Searching for activation functions[J]. arXiv preprint arXiv:1710.05941, 2017.

[117] HORNIK K, STINCHCOMBE M, WHITE H. Multilayer feedforward networks are universal approximators[J]. Neural networks, 1989, 2(5): 359-366.

[118] CYBENKO G. Approximation by superpositions of a sigmoidal function[J]. Mathematics of control, signals and systems, 1989, 2(4): 303-314.

[119] HORNIK K, STINCHCOMBE M, WHITE H. Universal approximation of an unknown mapping and its derivatives using multilayer feedforward networks[J]. Neural networks, 1990, 3(5): 551-560.

[120] KRIZHEVSKY A, SUTSKEVER I, HINTON G E. Imagenet classification with deep convolutional neural networks[J]. Communications of the ACM, 2017, 60(6): 84-90.

[121] HE K, ZHANG X, REN S, et al. Deep residual learning for image recognition[C]// Proceedings of the IEEE Conference on Computer Vision and Pattern Recognition. [S.l.: s.n.], 2016: 770-778.

[122] WANG W, YANG Y, WANG X, et al. Development of convolutional neural network and its application in image classification: A survey[J]. Optical Engineering, 2019, 58(4): 040901.

[123] HONG D, GAO L, YAO J, et al. Graph convolutional networks for hyperspectral image classification[J]. IEEE Transactions on Geoscience and Remote Sensing, 2020.

[124] XU C D, ZHAO X R, JIN X, et al. Exploring categorical regularization for domain adaptive object detection[C]// Proceedings of the IEEE/CVF Conference on Computer Vision and Pattern Recognition. [S.l.: s.n.], 2020: 11724-11733.

[125] ZHANG H, CHANG H, MA B, et al. Dynamic r-cnn: Towards high quality object detection via dynamic training[C]// European Conference on Computer Vision. Cham, Switzerland: Springer, 2020: 260-275.

[126] KE W, ZHANG T, HUANG Z, et al. Multiple anchor learning for visual object detection[C]// Proceedings of the IEEE/CVF Conference on Computer Vision and Pattern Recognition. [S.l.: s.n.], 2020: 10206-10215.

[127] LONG J, SHELHAMER E, DARRELL T. Fully convolutional networks for semantic segmentation[C]// Proceedings of the IEEE Conference on Computer Vision and Pattern Recognition. [S.l.: s.n.], 2015: 3431-3440.

[128] BOLYA D, ZHOU C, XIAO F, et al. Yolact: Real-time instance segmentation[C]// Proceedings of the IEEE/CVF International Conference on Computer Vision. [S.l.: s.n.], 2019: 9157-9166.

[129] KIRILLOV A, WU Y, HE K, et al. Pointrend: Image segmentation as rendering[C]// Proceedings of the IEEE/CVF Conference on Computer Vision and Pattern Recognition. [S.l.: s.n.], 2020: 9799-9808.

[130] WOLTERINK J M, LEINER T, VIERGEVER M A, et al. Generative adversarial networks for noise reduction in low-dose CT[J]. IEEE transactions on medical imaging, 2017, 36(12): 2536-2545.

[131] SHAN H, PADOLE A, HOMAYOUNIEH F, et al. Competitive performance of a modularized deep neural network compared to commercial algorithms for low-dose CT image reconstruction[J]. Nature Machine Intelligence, 2019, 1(6): 269-276.

[132] LI M, HSU W, XIE X, et al. Sacnn: Self-attention convolutional neural network for low-dose CT denoising with self-supervised perceptual loss network[J]. IEEE transactions on medical imaging, 2020, 39(7): 2289-2301.

[133] 李丹阳, 曾栋, 边兆英, 等. 基于无监督学习的低剂量 CT 重建网络 [C]. 第十六届中国体视学与图像分析学术会议论文集——交叉, 融合, 创新. 海南: [出版者不详], 2019.

[134] HAN Y, YE J C. Framing u-net via deep convolutional framelets: Application to sparse-view CT[J]. IEEE transactions on medical imaging, 2018, 37(6): 1418-1429.

[135] ZHANG H, LIU B, YU H, et al. Metainv-net: Meta inversion network for sparse view CT image reconstruction[J]. IEEE Transactions on Medical Imaging, 2021: 621-634.

[136] HU D, LIU J, LV T, et al. Hybrid-domain neural network processing for sparse-view CT reconstruction[J]. IEEE Transactions on Radiation and Plasma Medical Sciences, 2020, 5(1): 88-98.

[137] WÜRFL T, HOFFMANN M, CHRISTLEIN V, et al. Deep learning computed tomography: Learning projection-domain weights from image domain in limited angle problems[J]. IEEE transactions on medical imaging, 2018, 37(6): 1454-1463.

[138] ZHANG Q, HU Z, JIANG C, et al. Artifact removal using a hybrid-domain convolutional neural network for limited-angle computed tomography imaging[J]. Physics in Medicine & Biology, 2020, 65(15): 155010.

[139] HUANG Y, WANG S, GUAN Y, et al. Limited angle tomography for transmission x-ray microscopy using deep learning[J]. Journal of synchrotron radiation, 2020, 27(2): 477-485.

[140] PELT D M, BATENBURG K J. Fast tomographic reconstruction from limited data using artificial neural networks[J]. IEEE Transactions on Image Processing, 2013, 22(12): 5238-5251.

[141] SYBEN C, MICHEN M, STIMPEL B, et al. Pyro-nn: Python reconstruction operators in neural networks[J]. Medical physics, 2019, 46(11): 5110-5115.

[142] SYBEN C, STIMPEL B, ROSER P, et al. Known operator learning enables constrained projection geometry conversion: Parallel to cone-beam for hybrid mr/x-ray imaging[J]. IEEE Transactions on Medical Imaging, 2020, 39(11): 3488-3498.

[143] MAIER A K, SYBEN C, STIMPEL B, et al. Learning with known operators reduces maximum error bounds[J]. Nature machine intelligence, 2019, 1(8): 373-380.

[144] FLOYD C. An artificial neural network for spect image reconstruction[J]. IEEE transactions on medical imaging, 1991, 10(3): 485-487.

[145] CHEN G H, LENG S. A new data consistency condition for fan-beam projection data[J]. Medical physics, 2005, 32(4): 961-967.

[146] MAZIN S R, PELC N J. Fourier properties of the fan-beam sinogram[J]. Medical physics, 2010, 37(4): 1674-1680.

[147] ZHAO S R, HALLING H. A new Fourier method for fan beam reconstruction[C]// 1995 IEEE Nuclear Science Symposium and Medical Imaging Conference Record: Volume 2. Piscataway: IEEE, 1995: 1287-1291.

[148] RATTEY P, LINDGREN A. Sampling the 2-d radon transform[J]. IEEE Transactions on Acoustics, Speech, and Signal Processing, 1981, 29(5): 994-1002.

[149] EDHOLM P R, LEWITT R M, LINDHOLM B. Novel properties of the Fourier decomposition of the sinogram[C]// Physics and Engineering of Computerized Multidimensional Imaging and Processing: Volume 671. [S.l.]: International Society for Optics and Photonics, 1986: 8-18.

[150] 曾更生. 医学图像重建 [M]. 北京: 高等教育出版社, 2010.

[151] PARKER D L. Optimal short scan convolution reconstruction for fan beam CT[J]. Medical physics, 1982, 9(2): 254-257.

[152] ROTH H R, FARAG A, TURKBEY E, et al. Data from tcia pancreas-CT[J]. Cancer Imaging Archive, 2016.

[153] ROTH H R, LU L, FARAG A, et al. Deeporgan: Multi-level deep convolutional networks for automated pancreas segmentation[C]// International Conference on Medical Image Computing and Computer-assisted Intervention. Cham, Switzerland: Springer, 2015: 556-564.

[154] CLARK K, VENDT B, SMITH K, et al. The cancer imaging archive (tcia): Maintaining and operating a public information repository[J]. Journal of digital imaging, 2013, 26(6): 1045-1057.

[155] RUDER S. An overview of gradient descent optimization algorithms[J]. arXiv preprint arXiv:1609.04747, 2016.

[156] BOTTOU L. Stochastic gradient descent tricks[M]// Neural networks: Tricks of the trade. Berlin, Heidelberg: Springer, 2012: 421-436.

[157] QIAN N. On the momentum term in gradient descent learning algorithms[J]. Neural networks, 1999, 12(1): 145-151.

[158] NESTEROV Y. A method for unconstrained convex minimization problem with the rate of convergence o (1/k^ 2)[J]. Doklady an ussr: volume 269, 1983: 543-547.

[159] DUCHI J, HAZAN E, SINGER Y. Adaptive subgradient methods for online learning and stochastic optimization[J]. Journal of machine learning research, 2011, 12(7): 257-269.

[160] ZEILER M D. Adadelta: An adaptive learning rate method[J]. arXiv preprint arXiv:1212.5701, 2012.

[161] MUKKAMALA M C, HEIN M. Variants of rmsprop and adagrad with logarithmic regret bounds[C]//International conference on machine learning. New York: PMLR, 2017: 2545-2553.

[162] KINGMA D P, BA J. Adam: A method for stochastic optimization[J]. arXiv preprint arXiv:1412.6980, 2014.

[163] JIA Y, SHELHAMER E, DONAHUE J, et al. Caffe: Convolutional architecture for fast feature embedding[C]// Proceedings of the 22nd ACM international conference on Multimedia. [S.l.: s.n.], 2014: 675-678.

[164] PASZKE A, GROSS S, MASSA F, et al. Pytorch: An imperative style, high-performance deep learning library[J]. Advances in neural information processing systems, 2019: 8026-8037.

[165] ABADI M, BARHAM P, CHEN J, et al. Tensorflow: A system for large-scale machine learning[C]// 12th USENIX symposium on operating systems design and implementation (OSDI 16). [S.l.: s.n.], 2016: 265-283.

[166] RONNEBERGER O, FISCHER P, BROX T. U-net: Convolutional networks for biomedical image segmentation[C]// International Conference on Medical image Computing and Computer-assisted Intervention. Cham, Switzerland: Springer, 2015: 234-241.

[167] DIETTERICH T. Overfitting and undercomputing in machine learning[J]. ACM computing surveys (CSUR), 1995, 27(3): 326-327.

[168] JUNG Y. Multiple predicting k-fold cross-validation for model selection[J]. Journal of Nonparametric Statistics, 2018, 30(1): 197-215.

[169] WANG Z, BOVIK A C, SHEIKH H R, et al. Image quality assessment: From error visibility to structural similarity[J]. IEEE transactions on image processing, 2004, 13(4): 600-612.

[170] HEIKEN J P, BRINK J A, VANNIER M W. Spiral (helical) CT[J]. Radiology, 1993, 189(3): 647-656.

[171] MACÉ G, SONIGO P, CORMIER-DAIRE V, et al. Three-dimensional helical computed tomography in prenatal diagnosis of fetal skeletal dysplasia[J]. Ultrasound in Obstetrics & Gynecology, 2013, 42(2): 161-168.

[172] THOMAS D H, TAN J, NEYLON J, et al. Investigating the minimum scan parameters required to generate free-breathing motion artefact-free fast-helical CT[J]. The British journal of radiology, 2018, 91(1082): 20170597.

[173] CHAUNZWA T L, HOSNY A, XU Y, et al. Deep learning classification of lung cancer histology using CT images[J]. Scientific reports, 2021, 11(1): 1-12.

[174] AHUJA S, PANIGRAHI B K, DEY N, et al. Deep transfer learning-based automated detection of covid-19 from lung CT scan slices[J]. Applied Intelligence, 2021, 51(1): 571-585.

[175] ZENG Y, DAI H. CT image segmentation of liver tumor with deep convolutional neural network[J]. Journal of Medical Imaging and Health Informatics, 2021, 11(2): 337-344.

[176] KIM H, LEE J, SOH J, et al. Backprojection filtration image reconstruction approach for reducing high-density object artifacts in digital breast tomosynthesis[J]. IEEE transactions on medical imaging, 2018, 38(5): 1161-1171.

[177] PODGORSAK A R, SHIRAZ BHURWANI M M, IONITA C N. CT artifact correction for sparse and truncated projection data using generative adversarial networks[J]. Medical Physics, 2021, 48(2): 615-626.

附录 A 模型参数定义

A.1 低对比度 Shepp-Logan 头模型定义

图 A.1 为二维 Shepp-Logan 头模型离散化图像；表 A.1 为二维 Shepp-Logan 头模型具体几何参数，其中模拟的仿体尺寸大小是 $2a$ mm × $2a$ mm，a 为仿体模拟的放大系数；表 A.2 为三维 Shepp-Logan 头模型具体几何参数，其中模拟的仿体尺寸大小是 $2a$ mm × $2a$ mm × $2a$ mm。

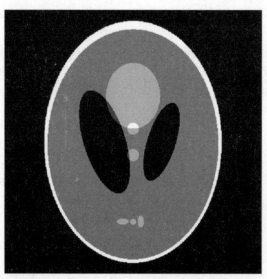

图 A.1 二维 Shepp-Logan 头模型离散化图像（灰度窗：[1, 1.04]）

表 A.1 二维 Shepp-Logan 头模型参数

物体	u (mm)	r_x (×a mm)	r_y (×a mm)	c_x (×a mm)	c_y (×a mm)	ϕ (°)
椭圆	2.00	0.6900	0.9200	0	0	0
椭圆	−0.98	0.6624	0.8740	0	−0.0184	0
椭圆	−0.02	0.1100	0.3100	0.2200	0	−18
椭圆	−0.02	0.1600	0.4100	−0.2200	0	18
椭圆	0.01	0.2100	0.2500	0	0.3500	0
椭圆	0.01	0.0460	0.0460	0	0.1000	0
椭圆	0.01	0.0460	0.0460	0	−0.1000	0
椭圆	0.01	0.0460	0.0230	−0.0800	−0.6050	0
椭圆	0.01	0.0230	0.0230	0	−0.6060	0
椭圆	0.01	0.0230	0.0460	0.0600	−0.6050	0

表 A.2 三维 Shepp-Logan 头模型参数

物体	u (mm)	r_x (×a mm)	r_y (×a mm)	r_z (×a mm)	c_x (×a mm)	c_y (×a mm)	c_z (×a mm)	ϕ_x (°)	ϕ_y (°)	ϕ_z (°)
椭圆	2.00	0.6900	0.8800	0.9200	0	0	0	0	0	0
椭圆	−0.98	0.6624	0.8200	0.8740	0	0	−0.0184	0	0	0
椭圆	−0.02	0.1100	0.2200	0.3100	0.2200	0	0	0	−18	0
椭圆	−0.02	0.1600	0.2800	0.4100	−0.2200	0	0	0	18	0
椭圆	0.01	0.2100	0.4100	0.2500	0	0	0.3500	0	0	0
椭圆	0.01	0.0460	0.0500	0.0460	0	0	0.1000	0	0	0
椭圆	0.01	0.0460	0.0500	0.0460	0	0	−0.1000	0	0	0
椭圆	0.01	0.0460	0.0500	0.0230	−0.0800	0	−0.6050	0	0	0
椭圆	0.01	0.0230	0.0230	0.0230	0	0	−0.6060	0	0	0
椭圆	0.01	0.0230	0.0230	0.0460	0.0600	0	−0.6050	0	0	0

A.2 Catphan@600 仿体中 CTP404 模块

图 A.2 为 Catphan@600 仿体中 CTP404 模块的详细介绍，该模块中包含多个不同材料的对比柱，这里应用 7 种不同材料的对比柱：Teflon、Delrin™、Acrylic、Polystyrene、LDPE、PMP 以及空气，其中空气柱的数量为 2 个，其他材料的对比柱数量都为 1 个，模块的整体大小为 150 mm。

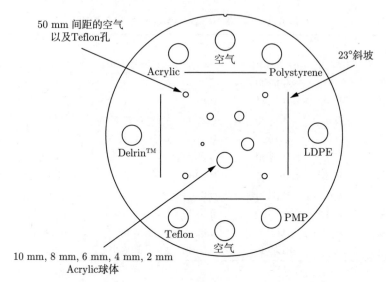

图 A.2　Catphan@600 仿体中 CTP404 模块

A.3　Catphan@600 仿体中 CTP528 模块

图 A.3 为 Catphan@600 仿体中 CTP528 模块，其包含 21 个空间分辨率测量块，对应的空间分辨率依次从 1 ∼ 21 lp/cm。

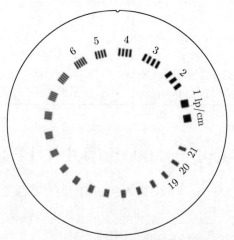

图 A.3　Catphan@600 仿体中 CTP528 模块

在学期间完成的相关学术成果

发表的学术论文

[1] Zhang Tao, Zhang Li, Chen Zhiqiang, et al. Fourier properties of symmetric-geometry computed tomography and its Linogram reconstruction with neural network[J]. IEEE Transactions on Medical Imaging, 2020, 39(12): 4445-4457. (SCI 收录，WOS: 000595547500061)

[2] Zhang Tao, Xing Yuxiang, Zhang Li, et al. Stationary computed tomography with source and detector in linear symmetric geometry: Direct filtered back-projection reconstruction[J]. Medical Physics, 2020, 47(5): 2222-2236. (SCI 收录，WOS: 000523270600001)

[3] Zhang Tao, Chen Zhiqiang, Zhou Hao, et al. An analysis of scatter characteristics in x-ray CT spectral correction[J]. Physics in Medicine and Biology, 2021, 66(7): 075003. (SCI 收录，WOS: 000633051100001)

[4] Gao Hewei, Zhang Tao, Bennett N.Robert, et al. Densely sampled spectral modulation for x-ray CT using a stationary modulator with flying focal spot: a conceptual and feasibility study of scatter and spectral correction[J]. Medical Physics, 2021, 48(4): 1557-1570. (SCI 收录，WOS: 000618386800001)

[5] Zhang Tao, Li Liang, Chen Zhiqiang. Research on CT iterative reconstruction algorithm based on noise model and image constraint[C]. IEEE Nuclear Science Symposium, Medical Imaging Conference and Room-Temperature Semiconductor Detector Workshop, IEEE, 2016. (EI 收录，检索号：20180704787385)

[6] Zhang Tao, Xing Yuxiang, Gao Hewei, et al. Inverse-geometry CT with linearly distributed source and detector: stationary configuration and direct filtered-backprojection reconstruction[C]. The 15th International Meeting on Fully Three-Dimensional Image Reconstruction in Radiology and Nuclear Medicine, 2019. (EI 收录，检索号：20194507616754)

[7] Zhang Tao, Gao Hewei, Xing Yuxiang, et al. DualRes-UNet: limited angle

artifact reduction for computed tomography[C]. IEEE Nuclear Science Symposium and Medical Imaging Conference, IEEE, 2019. (EI 收录，检索号：20201708531712)

[8] Zhang Tao, Gao Hewei, Xing Yuxiang, et al. Prior-knowledge based Linogram reconstruction neural network for x-ray computed tomography[C]. The 6th International Conference on Image Formation in X-Ray Computed Tomography, 2020. (国际会议)

[9] Zhang Tao, Gao Hewei, Zhang Li, et al. 3D image reconstruction for symmetric-geometry CT with linearly distributed source and detector in a stationary configuration[C]. Medical Imaging 2021: Physics of Medical Imaging, SPIE, 2021. (国际会议)

[10] Zhang Tao, Chen Zhiqiang, Zhang Li, et al. Symmetric-geometry CT with linearly distributed sources and detectors in a stationary configuration: projection completion and reconstruction ROI expansion[C]. The 16th Virtual International Meeting on Fully Three-Dimensional Image Reconstruction in Radiology and Nuclear Medicine, 2021. (国际会议)

研 究 成 果

[1] 陈志强、张丽、高河伟、邢宇翔、张涛、金鑫. 分布式光源 CT 图像重建方法与系统. 中国发明专利, 申请号: CN201910301697.9.

[2] 陈志强、张丽、高河伟、张涛、邢宇翔. 直线分布式光源和探测器的 CT 图像重建方法及装置. 中国发明专利, 申请号: CN202010434929.0.

[3] 陈志强、张丽、高河伟、张涛、邢宇翔. 可移动式多段直线光源 CT 成像系统及方法. 中国发明专利, 申请号: CN202010733919.7.

致　　谢

衷心感谢导师陈志强研究员对本人的悉心指导，他的言传身教将使我终身受益。

衷心感谢粒子信息获取与处理实验室的张丽老师、高河伟老师、邢宇翔老师、李亮老师以及实验室全体老师和同学们的热情帮助和鼓励。

衷心感谢父母、家人、朋友在学业和生活上的陪伴和支持。

衷心感谢郑钧正研究员、刘以农教授以及匿名专家对于学位论文的评审和提出的宝贵意见。

本课题承蒙国家自然科学基金（No. 11525521）的资助，特此致谢。